Jutta König

100 Fehler bei der Pflegedokumentation
und was Sie dagegen tun können

W0173809

Jutta König

100 Fehler bei der Pflegedokumentation

und was Sie dagegen tun können

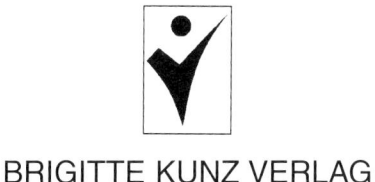

BRIGITTE KUNZ VERLAG

Bibliografische Information Der Deutschen Bibliothek
Die Deutsche Bibliothek verzeichnet diese Publikation in der Deutschen
Nationalbibliografie; detaillierte bibliografische Daten sind im Internet über
http://dnb.ddb.de abrufbar.

ISBN: 978-3-89993-446-5

Die Autorin:

Jutta König
Pflege-Prozess-Beratung
Birkenstraße 85
65187 Wiesbaden

Jutta König ist Altenpflegerin, Pflegedienst- und Heimleitung, Wirtschaftsdiplombetriebs-
wirtin Gesundheit (VWA), Sachverständige bei verschiedenen Sozialgerichten im Bundes-
gebiet sowie beim Landessozialgericht in Mainz, Mitglied im Bundesverband der unab-
hängigen Pflegesachverständigen und Pflegeberater, Unternehmensberaterin, Dozentin
in den Bereichen SGB XI, SGB V, BSHG, Heimgesetz und Betreuungsrecht.

Mehr wissen – besser pflegen!

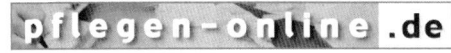

Besuchen Sie unser Pflegeportal im Internet.

Brigitte Kunz Verlag

© 2007 Schlütersche Verlagsgesellschaft mbH & Co. KG,
        Hans-Böckler-Allee 7, 30173 Hannover

Satz: PER Medien+Marketing GmbH, Braunschweig
Druck: Druck Thiebes GmbH, Hagen

Inhalt

Vorwort

Ich freue mich, Ihnen heute dieses Buch zu präsentieren, denn all die strittigen Punkte und Diskussionen rund um das Thema Pflegedokumentation, ihr Führen und Prüfen, sind mir seit langem ein Anliegen. In vielen meiner Seminare und Beratungstermine ist die Pflegedokumentation immer wieder Anlass zu Diskussionen. In Regressfällen und bei Anforderungen von außen gibt die Dokumentation immer wieder Anlass zu Fehldeutungen.

Dieses Büchlein kann keine gute Pflegedokumentation garantieren, aber es soll Ihnen zeigen, welche Gesamtzusammenhänge es gibt, welche Notwendigkeiten und Erfordernisse und welche Rechte und Pflichten die Einrichtungen und deren Mitarbeiter als Beteiligte haben.

Dieses Buch zeigt, was beim Führen und Lesen der Dokumentation immer wieder zu Fehlern führen kann und welche Anforderungen es bei der Umsetzung zu beachten gibt.

Die Pflicht zur Dokumentation in der Pflege ist bereits Jahrzehnte alt, aber die Anforderungen begannen erst in den letzten Jahren mit Einführung der Pflegeversicherung immer mehr anzuwachsen. Jetzt sind wir an einer Stelle angelangt, die den Dokumentationsaufwand zurückschrauben soll, die so genannte Entbürokratisierung. So zumindest lautet der politische Wille (Stand: Sommer 2006).

Ich möchte Ihnen in anschaulicher Art und Weise die typischen Fehler bei der Dokumentationsführung aufzeigen. Denn aus Fehlern lernt man bekanntlich.

Wiesbaden, im November 2006   Jutta König

1 Datenschutz, Handhabung und Aufbewahrung der Dokumentation

1. Fehler: Der Datenschutz wird nicht beachtet

Der Datenschutz ist aus meiner Sicht noch ein »schwarzes Loch« in der Altenpflege. So werden, ohne darüber nachzudenken, persönliche Unterlagen der Kunden Dritten und oft Unbefugten preisgegeben.

Generell gilt: Die Unterlagen sind sicher und für Dritte unzugänglich aufzubewahren. Das gilt für die stationäre Altenhilfe genauso wie für die ambulanten Dienste und Sozialstationen. **Stationär** ist Vorsicht geboten, wenn in den modernen und voll verglasten Dienstzimmern Dienstpläne, Ernährungspläne oder andere persönliche Daten von Mitarbeitern oder Bewohnern aushängen. Dies stellt bereits eine Datenschutzverletzung dar. Dass die Pflegedokumentation im verschlossenen Dienstzimmer aufbewahrt wird, hat sich herumgesprochen. Wie sieht es aber mit den Trink- und Lagerungsprotokollen in den Zimmern der Bewohner aus? Liegen diese im Doppelzimmer offen und für alle zugänglich, so wäre dies ebenfalls eine Datenschutzverletzung.

Die Protokolle in den Zimmern müssen nicht generell entfernt werden. Allerdings empfiehlt es sich, die Blätter wenigstens auf ein Klemmbrett oder in einen Schnellhefter zu legen, um so keinen Blick auf die Daten freizugeben. Würde nun ein Besucher den Hefter einfach öffnen und darin lesen, würde er die Datenschutzverletzung begehen, nicht die Einrichtung.

Ambulant ist die Sache viel einfacher: Die Pflegedokumentation wird beim Kunden in dessen Haushalt vor Ort aufbewahrt. Was der Kunde mit seinen persönlichen Daten macht, ist ihm überlassen. Er ist auch selbst dafür verantwortlich, wer in seine Dokumentation hineinsieht. Lässt der Kunde die Nachbarin im Pflegebericht lesen, ist das allein seine Sache. Der ambulante Dienst, die Sozialstation, muss lediglich sicherstellen, dass die Unterlagen, die in ihre Obhut gegeben wurden, sicher aufbewahrt werden. Das sind in der Regel Unterlagen, die im Büro gelagert sind.

2. Fehler: Die Unterlagen werden vorzeitig vernichtet

Die Einrichtungen, ambulante wie stationäre, sammeln über die Jahre Berge von Papier über ihre eigenen Geschäfte und die dazugehörigen Kunden. Die Archivierung gestaltet sich entsprechend schwierig und so »misten« manche Einrichtungen alle paar Jahre ihr Archiv aus. Es wird dabei oft nicht differenziert, welche Unterlagen wie lange aufzubewahren sind, sondern es wird gebündelt verworfen.

Tabelle 1: Unterlagen und Aufbewahrungsfristen.

Arten	Aufbewahrungsfrist	Gesetzliche Grundlage
Steuerangelegenheiten und dazugehörige Unterlagen	10 Jahre	§ 357 HGB (Handelsgesetzbuch)
Rechnungen	10 Jahre	§ 147 AO (Abgabeordnung)
Geschäftsbriefe	6 Jahre	§ 147 AO (Abgabeordnung)
Dokumentationsunterlagen	5 Jahre	§ 13 HeimG (Heimgesetz)
Pflegedokumentation als Nachweis gegenüber Ansprüchen	30 Jahre (30-jährige Verjährungsfrist für rechtskräftig festgestellte Ansprüche)	§§ 197/199 BGB (Bürgerliches Gesetzbuch)
Personalunterlagen	3 Jahre (regelmäßige Verjährungsfrist)	§ 195 BGB (Bürgerliches Gesetzbuch)

Auch wenn die Zeiten der Aufbewahrungspflicht von Unterlagen nicht einheitlich geregelt sind, so finden doch in den stationären und ambulanten Pflegeeinrichtungen unterschiedliche Vorschriften Anwendung (s. Tabelle 1).

In aller Regel genügt sicher die 10-Jahresfrist. Sollte aber ein Kunde nach einem körperlichen Schaden verstorben sein, oder ist die Todesursache unklar, so empfiehlt sich hier sicher, die 30-jährige Aufbewahrungsfrist einzuhalten. Im Wesentlichen ergibt sich für jede Einrichtung auch ein Kapazitätsproblem. Wohin mit all der Papierflut, die heutzutage für jeden Kunden entsteht? Die Zukunft gehört sicher den Computern und der elektronischen Datenverarbeitung, dann gibt es auch weniger Platzprobleme. Aber derzeit, wo noch immer geschätzte 80 % der Pflegeeinrichtungen auf Papier dokumentieren und selbst bei EDV-gestützten Systemen nie ganz auf Papier verzichtet werden kann (Verlegungsberichte, Arztberichte, Trinkprotokolle etc.), gibt es immer noch den Bedarf nach einem entsprechenden Archiv.

3. Fehler: Persönliche Daten werden einfach herausgegeben

Wie oft erlebe ich, dass persönliche Daten von Pflegebedürftigen (Kunden) an die Pflege- oder Krankenkassen weitergereicht (s. auch Fehler 95) oder bei den Qualitätsprüfungen einfach den Prüfern ausgehändigt werden. Kaum ein Mitarbeiter einer Einrichtung ist sich sicher, welche Unterlagen wann an welche Person oder Institution weitergeleitet werden dürfen. Das gilt sowohl für die ambulante als auch für die stationäre Altenhilfe.
So werden zum Zwecke der Einstufung auch einfach Pflegedokumentationsbestandteile an die Pflegekassen geschickt.

Die Herausgabe von Pflegedokumentationen ist nicht einfach so statthaft (s. auch Fehler 92). Die Herausgabe kann nur nach Rücksprache und Freigabe durch den Versicherten bzw. seinen Bevollmächtigten oder Betreuer erfolgen. Der Angewohnheit mancher Kassen, einfach Unterlagen anzufordern, ist somit nicht nachzukommen. Das ist insbesondere ambulant bei der Genehmigung von Verordnungen zur Behandlungspflege und stationär bei der Ermittlung der Pflegestufe eines Pflegebedürftigen der Fall. Die Kassen haben kein Einsichtsrecht. Wenn jemand ein bedingtes Recht dazu hat, dann ist das der MDK im Zusammenhang mit der Leistungsbewilligung. Dazu kann die Verordnung von Behandlungspflege genauso gehören wie die Empfehlung zu einer Pflegestufe.

4. Fehler: Alle Unterlagen werden kopiert und mitgegeben

Die MDK-Prüfungen dauern unterschiedlich lange. Je nach Größe einer Einrichtung werden unterschiedlich viele Pflegebedürftige aufgesucht und deren Dokumentationen überprüft. Nach der neuen Qualitätsprüfrichtlinie sollen 10 % der Pflegebedürftigen einer Einrichtung aufgesucht, begutachtet und deren Dokumentation bewertet werden. Zusammen mit der Prüfung der Struktur und Ergebnisse dauert eine Prüfung im Allgemeinen zwischen einem und vier Tagen.

Wenn die Prüfer vor Ort aus Zeitgründen nicht alles einsehen können, möchten sie häufig Unterlagen zur weiteren Prüfung und Bewertung in Kopie mit in ihre MDK-Geschäftsstelle nehmen.

Viele Einrichtungen sind bei einer solchen MDK-Prüfung relativ angespannt. Sie versuchen zu kooperieren und werden den Prüfern selten etwas abschlagen. Oft beherrscht auch die Angst vor Repressalien die Prüfsituation, so dass die Mitarbeiter der Einrichtungen alles tun, was von ihnen verlangt wird.

Immer wieder höre ich (auch von großen Trägern), dass man ein friedliches Miteinander möchte, man wisse um die Probleme und möchte durch Verweigerung von Unterlagen keine »schlafenden Hunde« wecken.

Die Folge ist, dass – oftmals bedenkenlos – Unterlagen aus der Einrichtung, zusammen mit Kopien von Pflegedokumentationen, auf Kosten der Einrichtung kopiert und ausgehändigt werden. Auch wenn die *»Qualitätsprüfung nach den Grundsätzen und Maßstäben zur Qualität und Qualitätssicherung einschließlich des Verfahrens zur Durchführung von Qualitätsprüfungen nach §§ 112, 114 SGB XI«* verlangt, dass diverse Unterlagen zur Einsicht bereitzuhalten sind, ist nirgends geregelt, dass diese Unterlagen im Haus kopiert und von den Prüfern mitgenommen werden können. Auch die seit Januar 2006 gültige Qualitätsprüfungsrichtlinie besagt lediglich, *»mit dem Prüfauftrag sind dem MDK die erforderlichen Unterlagen für die Qualitätsprüfung zur Verfügung zu stellen, insbesondere Versorgungsverträge, Strukturerhebungsbogen, Leistungs- und Qualitätsvereinbarungen«.*

Ob und welche Unterlagen das Haus verlassen und dem MDK-Mitarbeiter mitgegeben werden, ist eine freiwillige Entscheidung der Einrichtung.

Ich würde hier im Einzelfall entscheiden, wozu diese Unterlagen mitgenommen werden, was in der Folge damit geschieht und was nach eingehender Prüfung noch gefunden und beanstandet werden kann, ohne dass Rücksprache mit der Einrichtung gehalten wird.

Insbesondere bei der wachsenden Zahl von Regressansprüchen der Kranken- und Pflegekassen sollte mit aller Vorsicht abgewogen werden, welche Unterlagen die Einrichtung überhaupt noch verlassen.

Ob die Kopien von Pflegedokumentationen überhaupt außer Haus gegeben werden dürfen, ist rechtlich sehr umstritten. Schließlich gibt der Bundesbeauftragte für Datenschutz zu bedenken, dass die Herausgabe von Akten selbst mit Einverständnis des Pflegebedürftigen rechtlich nicht einwandfrei sei.

Ich rate dazu, dass eine Prüfung in der Einrichtung stattzufinden hat. Und wenn zur Prüfung auch die Sichtung und Bewertung der Unterlagen gehört, dann muss auch dies in der Einrichtung stattfinden. Es gibt keinen vernünftigen Grund, Unterlagen in Kopie herauszugeben.

5. Fehler: Die Dokumentation wird ambulant nicht beim Kunden geführt

In ambulanten Diensten wird die Pflegedokumentation nicht wie im stationären Bereich zentral aufbewahrt, sondern liegt beim Kunden vor Ort. Das bedeutet natürlich auch, dass der ambulante Kunde – im Gegensatz zum Heimbewohner – jederzeit lesen kann, was über ihn geschrieben wurde.

Ich habe in einer Prüfung erlebt, dass eine Kundin verweigerte, dass ihre Stuhlgang- und Ausscheidungsfrequenz in der Pflegedokumentation festgehalten wird. Sie wehrte sich gegen diese – ihrer Meinung nach – intimen Aufzeichnungen. Als ihre Akte bei der MDK-Prüfung zufällig ausgewählt wurde, erklärte sie sich mit einer Überprüfung der Akte und einer Befragung ihrer Person einverstanden. Nun wurde gefragt, warum der ambulante Dienst die Ausfuhr nicht notierte, obwohl die Dame einen Katheter hat und warum die Stuhlgänge nicht ebenfalls protokolliert würden, schließlich erhalte sie ja Betäubungsmittel, die auf den Stuhlgang negativen Einfluss hätten. Die Frau machte klar, dass sie der schriftlichen Erhebung ihrer Ausscheidung nicht zugestimmt habe. Beim Abschlussgespräch im Pflegedienst bat der Mitarbeiter des MDK darum, diese Pflegedokumentation künftig im Dienst zu führen, so dass man dann die Ausfuhr aufschreiben könne, auch gegen den Willen dieser Kundin.

Dieses Vorgehen ist einerseits nicht rechtens und andererseits nicht für die Pflege erforderlich, denn die Frau ist selbstbestimmt.

Gemäß Punkt 3.2.3 in den »*Grundsätzen und Maßstäben zur Qualität und Qualitäts-sicherung einschließlich des Verfahrens zur Durchführung von Qualitätsprüfungen nach §§ 112, 114 SGB*« sowie in der MDK-Anleitung zur Prüfung der Qualität nach den §§ 112, 114 SGB XI unter Punkt 12.1 ist die Pflegedokumentation beim Pflegebedürfti-gen aufzubewahren.

Zulässig ist es, die Dokumentation in Ausnahmefällen nicht vor Ort, sondern im Dienst aufzubewahren. Diese Ausnahmen sind benannt als: »*Begründete Ausnahmen (z. B. der Pflegebedürftige ist desorientiert und »versteckt« die Dokumentation oder der Pflegebedürftige reagiert auf Aussagen zu seinem Zustand in der Dokumentation mit aggressivem Verhalten) sind möglich.*«

Gerade der letzte Grund, der Pflegebedürftige könne aggressiv reagieren, lässt natür-lich wieder eine breite Interpretation zu. Welcher Pflegebedürftige reagiert nicht ungehalten, wenn er im Bericht liest, dass er unangenehm riecht, dass er Verwahr-losungstendenzen zeigt oder dass er Alkohol getrunken hat?

Meines Erachtens kann es nur eine Ausnahme geben: Nämlich die, dass die Pflege-dokumentation vor Ort nicht sicher aufzubewahren ist. Man sollte allerdings immer erst versuchen, einen Ort in der Wohnung zu finden, z. B. auf dem Küchenschrank, in einer Nische im Badezimmerschrank etc. Wenn Angehörige dabei sind, wird sich bestimmt innerhalb der Wohnung ein guter und sicherer Aufbewahrungsort für die Pflegedokumentation finden lassen.

6. Fehler: Die Pflegedokumentation wird im Heim nicht zur Pflege mitgenommen

Die Bedenken, die hier geäußert werden, sind datenschutzrechtlicher Natur. Man fürchtet, dass das Mitführen der Dokumentation in der Pflege nicht statthaft sei. Die sichere und für Unbefugte unzugängliche Aufbewahrung der Pflegedokumentation ist in der Tat Sache der Einrichtung. Das gilt ambulant wie stationär. Ambulant liegt die Akte vor Ort (s. Fehler 1), und wenn sie vom Kunden selbst zugänglich gemacht wird, so ist das nicht Sache des Pflegedienstes.

Stationär ist die Pflegedokumentation im Dienstzimmer bzw. verschlossen und für Unbefugte unzugänglich aufzubewahren. Diese Bestimmung aus den »*Gemeinsamen Grundsätzen und Maßstäben zur Qualität und Qualitätssicherung nach §§ 112, 114 SGB XI*« wird als Grund dafür herangezogen, dass man die Dokumentation nicht mit sich führen dürfe.

Die Mitarbeiter der Pflegeeinrichtung lassen die Akten im Dienstzimmer und gehen später, meist am Ende einer Schicht, an die Dokumentation. Es gibt allerdings bereits Ausnahmen, z. B. Einrichtungen, die es sich zur Gewohnheit gemacht haben, die Pflegedokumentation bei der Versorgung mitzuführen. Diese Einrichtungen sehen sich oftmals mit dem Grundsatz der sicheren Aufbewahrung konfrontiert, auch bei MDK-Begehungen. Obwohl in der MDK-Anleitung zur Prüfung der Qualität nach den §§ 112, 114 SGB XI ambulant in Punkt 12.13 und stationär in Punkt 14.10 die zeitnahe Dokumentation favorisiert wird, gibt es Probleme bei Prüfungen.

Wenn die Mitarbeiter einer Pflegeeinrichtung die Pflegedokumentation auf einem Pflege- oder Dokumentationswagen mit sich führen, ist nichts einzuwenden. Nach Ende der Tätigkeiten müssen diese Dokumentationen nur wieder sicher und verschlossen aufbewahrt werden – mehr nicht.

Wegen der Bedenken hinsichtlich des Datenschutzes sei noch erwähnt: Wenn ein Besucher an den Pflegewagen herangeht und dort eine Akte aufschlägt, so begeht dieser Besucher die Datenschutzverletzung, nicht der Mitarbeiter oder das Heim.

7. Fehler: Die Dokumentation erfolgt nicht zeitnah

In ambulanten Diensten und Sozialstationen ist die zeitnahe Dokumentation relativ einfach. Da die Pflegedokumentation vor Ort aufbewahrt wird, muss der Mitarbeiter vor Ort eintragen, bevor er den Haushalt des Kunden verlässt. Somit ist die Dokumentation immer zeitnah.

Stationär verhält sich das anders, die Pflegedokumentation liegt nicht vor Ort beim Bewohner, sondern wird im Dienstzimmer aufbewahrt und oft auch dort geführt. Die Mitarbeiter versorgen also die Bewohner und dokumentieren am Ende der Schicht im Dienstzimmer, vor oder nach der Übergabe. So zumindest sieht es in vielen Pflegeeinrichtungen immer noch aus.

Vor Ende der Schicht zu dokumentieren, gilt zwar rein formal als zeitnah, sinnvoll ist es jedoch nicht. Die Datenflut am Ende der Schicht zu erfassen, bedeutet zusätzlichen Zeitverlust. Denn am Ende der Schicht treffen sich die Kollegen der endenden Schicht, dort hat man sich sicher schon mal was zu erzählen. Dann kommen die Kollegen der nachfolgenden Schicht hinzu, die sich gern ins Gespräch einbringen. Und auch wenn man selbst nicht spricht – wie will man sich im Beisein anderer Kollegen auf die Dokumentation des einzelnen Bewohners konzentrieren?

Ein weiterer Aspekt ist die Tatsache, dass man einige Zeit benötigt, um sich die einzelnen Situationen beim Pflegebedürftigen zu vergegenwärtigen, wenn man erst am Ende eines Dienstes schreibt. So muss man einige Stunden vor seinem geistigen Auge Revue passieren lassen und das dauert.

2 Die Pflegeplanung

8. Fehler: Annahme, die Pflegeplanung schreibe man nur für den MDK

Dieses Gefühl, Planungen nur für den MDK zu schreiben, kennen wohl Tausende von Pflegekräften. Wie auch die Frage, für wen diese ganze Prozedur überhaupt nötig ist. Diese Frage darf zwar gestellt werden und es gibt mehrere Antworten darauf, aber keineswegs schreibt man Planungen allein für den MDK.

Die Pflegedokumentation hat unterschiedliche Funktionen und dient mehreren Personen und Institutionen.

Dokumentiert wird für:
* die Sicherheit und Absicherung von Pflegekräften,
  zum Beweis der geleisteten Arbeit, aus haftungsrechtlicher Sicht;
* den Pflegebedürftigen/Angehörigen/Betreuer,
  zur Leistungsdarstellung und Einstufung in eine Pflegestufe;
* die Kollegen als Information oder Arbeitsanweisung;
* die Einrichtung als Leistungsnachweis;
* den betriebswirtschaftlichen Erfolg, für eine korrekte Einstufung;
* den MDK zur Qualitätsprüfung;
* Institutionen wie Heimaufsicht, Gesundheitsamt etc.;
* Kostenträger wie Pflegekasse, Sozialamt;
* den Informationsaustausch mit Ärzten, Therapeuten, Krankenhäusern etc.

Wenn man diese Liste sieht, so ist erkennbar, dass der MDK nur eine von vielen Personen und Institutionen darstellt, die einen Anspruch auf die Dokumentation haben. Aus meiner Sicht steht aber der einzelne Mitarbeiter ganz oben. Jeder dokumentiert insofern für sich, als eigenen Nachweis. An zweiter Stelle habe ich den Pflegebedürftigen gestellt. Denn nur, wenn eine Pflegeplanung individuell ist, die Maßnahmen handlungsweisend formuliert und die ganze Akte nachvollziehbar, besteht die Chance, dass dieser Pflegebedürftige von allen Mitarbeitern auch so versorgt wird. Sonst besteht die Gefahr, dass jeder es so macht, wie er es gerade für richtig hält. Aber da die Ansichten, vor allem was die Grundpflege betrifft, für viele Mitarbeiter unterschiedlich ausfallen, muss gerade dieser Punkt zum Wohle des Pflegebedürftigen ausführlich dargelegt werden.

Denn wie wird ein Pflegebedürftiger gewaschen, wenn in der Planung nur steht: »Hilfe bei der Ganzkörperwäsche am Waschbecken, beim Zähne putzen und Eincremen«? Ich kann es mir nur denken: Dieser Mensch muss sich täglich aufs Neue damit abfinden, dass er so gewaschen wird, wie es dem Mitarbeiter, der heute zu ihm kommt, gerade in den Sinn kommt. Der eine Mitarbeiter aktiviert den Pflegebedürftigen und fordert immer wieder geduldig auf, die Zahnprothese selbst aus dem Mund zu nehmen. Der nächste Kollege sagt: »Bitte machen Sie den Mund auf«, und holt die Zahnprothese selbst heraus, der nächste denkt erst gar nicht an die Zähne.

Das geht dann weiter mit dem Eincremen: Mitarbeiter A aktiviert den Pflegebedürftigen dazu, die Creme im Gesicht selbst aufzutragen und hält die Lotion hin. Mitarbeiter B macht ein paar Kleckse Creme auf die Haut und sagt: »Reiben Sie mal schön ein«. Mitarbeiter C denkt nicht ans Cremen.

Die Pflegebedürftigen, die sich noch äußern können, werden sich auch zur Wehr setzen. Wie sieht es aber mit den Menschen aus, die kognitiv eingeschränkt sind, die große Zahl der demenziell Erkrankten? Sie werden so versorgt, wie es der Mitarbeiter, der heute zur Pflege eingeteilt ist, gerade für richtig und notwendig erachtet.

Klingt dramatisch, nicht wahr? Aber das ist leider trauriger Alltag in vielen ambulanten und stationären Pflegeeinrichtungen: Die Planungen sind nicht aufschlussreich und handlungsweisend und deshalb werden die Kunden nicht kundenorientiert, sondern rein mitarbeiterorientiert versorgt. Man wird zugeben müssen: Man sieht am Kunden, wer heute zur Pflege war.

Fazit: Man schreibt auch und insbesondere für eine gleich bleibend gute Versorgung des Pflegebedürftigen – und nicht nur für den MDK (s. auch Fehler 32).

9. Fehler: Für jeden Kunden wird eine Pflegeplanung geschrieben

Der MDK kann (s. Fehler 93) nur die gesetzlich versicherten Pflegebedürftigen aufsuchen, die zusätzlich mit der Überprüfung der Dokumentation und dem Besuch einverstanden sind.

Dennoch hält sich hartnäckig das Gerücht, dass auch für die nicht eingestuften Kunden eine Pflegeplanung zu erstellen sei. Dies allerdings ist in ambulanten Diensten nur unter bestimmten Umständen Pflicht und in stationären Einrichtungen generell keine Pflicht.

Stationär gilt neben den Regelungen aus den Rahmen- und Versorgungsverträgen nach SGB XI auch das Heimgesetz. Im Heimgesetz steht im § 11 klar, dass die Pflegeplanung für **pflegebedürftige** Heimbewohner vorliegen muss. Das bedeutet: Für **nicht** pflegebedürftige Bewohner muss die Pflegeeinrichtung keine Pflegeplanungen vorhalten.

Ambulant gibt es ebenfalls die Regelungen aus den Rahmenverträgen mit den Pflegekassenverbänden. Dort findet sich in den meisten Bundesländern ebenfalls kein Hinweis darauf, dass für Nichtpflegebedürftige eine Pflegeplanung vorzuhalten sei.

Daneben gilt für den ambulanten Dienst aber auch der mit den Pflegekassen geschlossene Versorgungsvertrag. Dieser stellt in der Regel einen Einzelvertrag dar. Wenn ein ambulanter Dienst also ganz sicher gehen will, ob und in welchem Umfang Planungen für nicht pflegebedürftige Kunden zu erstellen sind, muss er in seinen eigenen Versorgungsvertrag § 72 SGB XI nachschauen. Sollte dort nichts anderes geregelt sein (wie meistens), so gilt: Nur für pflegebedürftige Kunden ist eine Pflegeplanung vorzuhalten. Das gilt dann aber für alle Pflegebedürftigen, ungeachtet der Pflegeintensität. Möchte ein Pflegebedürftiger beispielsweise nur einmal wöchentlich Hilfe beim Duschen, so ist auch für diesen Kunden eine Planung zu schreiben, egal wie lästig das dem ambulanten Dienst sein mag.

10. Fehler: Für Kurzzeitpflegegäste wird generell keine Pflegeplanung geschrieben

Die stationäre Altenhilfe ist momentan vielerorts in einer Krise. Viele Pflegeplätze stehen leer, die Belegungszahlen gehen zurück und die Kurzzeitpflege soll diese Umsatzverluste ein wenig auffangen.

Einige MDK-Mitarbeiter und viele Einrichtungsleitungen sind der Meinung, dass nur für jene Bewohner, die ihren festen Wohnsitz im Heim haben, auch eine Pflegeplanung vorliegen muss. Vermutlich ist dieser Irrglaube darauf zurückzuführen, dass der MDK nur die pflegebedürftigen Heimbewohner aufsucht, die als Dauergäste gemeldet sind. Tatsache ist aber, dass grundsätzlich auch eine Überprüfung der Kurzzeit- und Tagespflegegäste durch den MDK möglich ist, sofern diese Gäste gesetzlich Versicherte und mit einer Prüfung einverstanden sind.

Zudem fallen auch die Kurzzeitpflegegäste unter das Heimgesetz und somit gilt auch der § 11, der die Anforderungen an den Betrieb eines Heims definiert (Abs. 1, Satz 7): »*Ein Heim darf nur betrieben werden, wenn der Träger und die Leitung sicherstellen, dass für pflegebedürftige Bewohnerinnen und Bewohner Pflegeplanungen aufgestellt und deren Umsetzung aufgezeichnet werden.*«

Dieser Paragraf besagt also, dass für jeden pflegebedürftigen Bewohner eines Heimes, und sei er auch nur für 14 Tage da, eine Pflegeplanung vorgehalten werden muss.

11. Fehler: Für ambulant versorgte Patienten wird bei reiner Behandlungspflege generell keine Pflegeplanung geschrieben

Die ambulanten Dienste haben eine sehr unterschiedliche Klientel. Es reicht von einer Rund-um-die-Uhr-Versorgung eines Schwerpflegebedürftigen über den Einsatz am Wochenende bis hin zur täglichen Verabreichung einer Insulininjektion. Da das Augenmerk der MDK-Prüfung natürlich auf der Prüfung nach §§ 112, 114 SGB XI liegt, werden die Kunden, die eine reine Behandlungspflege erhalten, oft vernachlässigt. Die ambulanten Dienste vertreten die Meinung, nur für jene Pflegebedürftigen, die Leistungen aus der Pflegekasse erhalten, sei eine Pflegeplanung vorzuhalten (s. auch Fehler 8). Neben den Regelungen im SGB XI und dem dazugehörigen Versorgungsvertrag hat die ambulante Einrichtung aber auch einen Vertrag mit den Krankenkassen über die Behandlungspflege.

Der Versorgungsvertrag nach § 132a im SGB V wird als Einzelvertrag zwischen den Krankenkassen und dem ambulanten Dienst geschlossen. Was in diesem Vertrag einzeln geregelt wird, ist für den Außenstehenden nicht ersichtlich.

Ich kenne jedoch Verträge in Hessen, die auch für die Kunden mit reiner Behandlungspflege eine Pflegeplanung verlangen. Es empfiehlt sich also, dass der ambulante Dienst in seinem eigenen Vertrag nach § 132/132a SGB V nachsieht, ob und in welchem Umfang Planungen für Kunden mit Behandlungspflege zu erstellen sind. Sollte dort nichts anderes geregelt sein (wie meistens), so gilt: Nur für pflegebedürftige Kunden (mit Leistungen von der Pflegekasse) ist eine Pflegeplanung vorzuhalten.

Sollte in dem Vertrag nach SGB V aber stehen, dass für jeden Kunden mit Behandlungspflege auch eine Pflegeplanung zu erstellen ist, so muss der ambulante Dienst diesen Vertrag auch erfüllen. Das bedeutet, dass auch für den Kunden, der morgens in wenigen Minuten seine verordnete Menge Insulin verabreicht bekommt, eine Pflegeplanung erstellt werden muss, sofern dies im Versorgungsvertrag nach SGB V so verankert ist.

12. Fehler: Die Pflegeplanung erfolgt immer anhand der AEDL

Es gibt viele verschiedene Möglichkeiten, eine Pflegeplanung zu schreiben. Es gibt einige Einrichtungen, die schreiben ihre Planungen nach der in der Pflegeversicherung definierten Grundpflege, also Körperpflege, Ausscheidung, Ernährung und Mobilität, weder nach AEDL (Aktivitäten und existentielle Erfahrungen des Lebens) noch nach ATL (Aktivitäten des täglichen Lebens). Andere Einrichtungen schreiben nach gar keinem System, sondern problemorientiert. »Das geht doch gar nicht«, werden jetzt einige von Ihnen denken, so wie viele Teilnehmer in meinen Seminaren zum Thema Pflegedokumentation.

Liest man die »*Grundsätze und Maßstäbe zur Qualität und Qualitätssicherung einschließlich des Verfahrens zur Durchführung von Qualitätsprüfungen nach § 80 SGB XI*« und die MDK-Anleitung zur Prüfung der Qualität nach den §§ 112, 114 SGB XI, so findet man allerdings keinen Hinweis darauf, dass alle AEDL in der Pflegeplanung aufgenommen werden müssen. Ebenso weist die MDS-Grundsatzstellungnahme zum Pflegeprozess und zur Pflegedokumentation und auch der Landespflegeausschuss gemäß § 92 Abs. 1 Satz 2 SGB XI vom Niedersächsischen Landesministerium darauf hin, dass die vollständige Abbildung des Pflegemodells nicht zwingend erforderlich ist. In der Empfehlung des Landesministeriums steht in Punkt 3.1: »*Die vollständige Abbildung eines Pflegemodells in jedem Teilschritt des Pflegeprozesses ist entbehrlich.*«

Dennoch ist es sinnvoll, die Planung nach dem gewählten und in der eigenen Konzeption benannten Pflegemodell zu schreiben. Welches Pflegemodell gewählt wird, obliegt allein der Einrichtung, so steht es auf Seite 24 der MDK-Anleitung zur Prüfung der Qualität nach den §§ 112, 114 SGB XI der ambulanten und auf Seite 30 der stationären Prüfanleitung. Dort heißt es: »*Als pragmatische Orientierungs- und Gliederungshilfe können Pflegemodelle (z. B. AEDL/Krohwinkel, ATL/Juchli, LA/Roper usw.) oder Assessmentverfahren (z. B. RAI Home Care) genutzt werden.*«

Denn: Nur derjenige, der nach einem Modell oder bestimmten Raster vorgeht, kann den Pflegebedürftigen umfassend und ganzheitlich beschreiben, ohne etwas zu vergessen. In der MDK-Anleitung steht auch, dass zumindest in der ersten Planung nach Prioritäten geordnet werden sollte.

Wenn die Priorität bei der Grundpflege liegt, wäre es eben auch denkbar, die Planung entsprechend der Aufteilung im Pflegeversicherungsgesetz vorzunehmen, z. B.:

1 Körperpflege

2 Ausscheidung

3 Ernährung

4 Mobilität

Diese vier Punkte bilden die anrechenbare Grundpflege gemäß SGB XI und die Grundlage für die Einstufung von Pflegebedürftigen. Zur Ergänzung dieser rein somatischen Gesichtspunkte und um dem Vorwurf einer defizitorientierten Pflege vorzubeugen, kann als weiterer Punkt der Bereich »*psycho-soziales*« hinzugefügt werden.

Man kann sein gewähltes Modell dennoch weiter anwenden und fortfahren, indem das Modell auf die Grundpflegeelemente heruntergebrochen wird. Tabelle 2 zeigt ein Beispiel anhand der AEDL in einem so genannten »Einfachsystem«.

Tabelle 2: AEDL und Grundpflegeelemente.

AEDL 1 bis 13	Dazugehörige mögliche Inhalte	Einfache Bereiche, Punkte 1 bis 5
1. Kommunikation	• Hörvermögen (auch Hörhilfen) • Sehvermögen (auch Sehhilfen) • Sprachvermögen (Wortschatz, Fremd-sprache, mitteilsam, verschlossen etc.) • Möglichkeit der Kontaktaufnahme mit dem Umfeld (Mimik, Gestik, Körperhaltung, Körpersprache etc.)	5 psycho-soziales
2. Sich bewegen	• Stehfähigkeit • Gehfähigkeit • Hilfsmittel und dessen Nutzung • Gangbild • Bewegungsdrang • Fähigkeit, Position zu verändern • Bewegungsgewohnheiten • Einschränkungen des Bewegungs-apparates (Kontrakturen, Spastiken, Lähmungen, fehlende Gliedmaße etc.) • Kontrakturengefahr	4 Mobilität
3. Vitale Funktionen des Lebens aufrecht erhalten	• Blutdruck • Puls • Blutzucker • Körpergewicht • Herz-Kreislauf • Schwindel • Atmung • Epilepsie • Allergien • Pneumoniegefahr • Thrombosegefahr • Kälte-/Wärmeempfinden	Behandlungspflege zu planen ist nicht erforderlich
4. Sich pflegen	• Waschen, Baden, Duschen, Mund-, Prothesen-, Zahn- und Lippenpflege, Ohren- und Augenpflege • Hautbild • Intertrigoprophylaxe • Dekubitusprophylaxe • Gewohnheiten	1 Körperpflege

►►

AEDL 1 bis 13	Dazugehörige mögliche Inhalte	Einfache Bereiche, Punkte 1 bis 5
5. Essen und Trinken	• Ess- und Trinkgewohnheiten und Vorlieben, Wünsche, Abneigungen • Kostform (Diäten etc.) • Appetit • Ess- und Trinkhilfen • Ernährungszustand • Schluckstörungen • Gefahr der Austrocknung • Gefahr von Gewichtsverlust/-zunahme • Übergewicht • Untergewicht	3 Ernährung
6. Ausscheiden	• Gewohnheiten • Bedürfnisse • Schamgefühl • Ausscheidungsprobleme (Inkontinenz, Obstipation, Obstipationsgefahr, Neigung zu Durchfällen etc.) • Hilfsmittel (Steckbecken, IKM etc.) • Bilanzierung • Trinkprotokoll • Ernährungsplan • Unverträglichkeiten (IKM etc.) • Katheter	2 Ausscheidung
7. Sich kleiden	• Gewohnheiten, Wünsche, Abneigungen • Kleiderwahl (Art, Stil etc.) • Umgang mit Bekleidung • An- und Ausziehtraining • Fähigkeiten und Probleme im Umgang mit dem An- und Auskleiden	4 Mobilität
8. Ruhen und Schlafen	• Schlafgewohnheiten • Aufsteh- und Zubettgehzeiten • Schlafverhalten (Durchschlafen, Einschlafen) • Tages- und Nachtrhythmus • Schlafrituale • Mittagsschlaf • Hilfsmittel (auch Medikamente)	5 psycho-soziales

►►

AEDL 1 bis 13	Dazugehörige mögliche Inhalte	Einfache Bereiche, Punkte 1 bis 5
9. Sich beschäftigen	• Tagesgestaltung (eigene Interessen, Kreativität, eigene Initiative etc.) • Eigene Beschäftigung • Teilnahme, Interesse an Angeboten	5 psycho-soziales
10. Sich als Mann und Frau fühlen	• Geschlechtsspezifische Kleiderwahl (BH, Miederhose, Unterwäsche mit Eingriff etc.) • Wunsch nach gleichgeschlechtlicher Versorgung • Aussehen (Schminke, Lippenstift, Bartträger etc.) • Schamgefühl • Umgang mit Geschlechterrolle (fürsorgliche Mutter/Frau oder Mann als Kavalier etc.) • Körperliche Bedürfnisse • Geschlechtsspezifische Äußerungen	5 psycho-soziales und/oder 1 Körperpflege
11. Für eine sichere Umgebung sorgen	• Freiheitseinschränkende Maßnahmen und der Umgang damit • Hilfsmittel und deren Nutzung • Bewegung im Haus und in der Umgebung • Orientierungsvermögen • Fehleinschätzung des eigenen Könnens oder der Risiken im Alltag • Zimmergestaltung	4 Mobilität 5 psycho-soziales
12. Soziale Bereiche des Lebens sichern	• Verhältnis/Umgang/Kontakt zu – Mitbewohnern – Familie – Freunden – Mitarbeitern – Personen und Institutionen außerhalb der Einrichtung (Verein, Kirche etc.) • Kontaktaufnahme (zurückgezogen, aktiv, intro-, extrovertiert) • Wohnbedingung • Problembewältigung	5 psycho-soziales

▶▶

AEDL 1 bis 13	Dazugehörige mögliche Inhalte	Einfache Bereiche, Punkte 1 bis 5
Mit existenziellen Erfahrungen des Lebens umgehen (das ist **keine** AEDL, also **keine Aktivität**, sondern ausschließlich Erfahrung)	Alle prägenden Ereignisse aus der Vergangenheit, die heute noch Einfluss auf verschiedene AEDL haben. Dazu gehören insbesondere: • Verluste – Vermögen – Gesundheit – Partner – Tiere – Heimat – Arbeit – Können/Fähigkeiten	5 psycho-soziales
	Dazugehörige mögliche Inhalte	**Einfache Bereiche, Punkte 1 bis 5**
	• Ängste vor – Verlusten (Vermögen, Gesundheit, Fähigkeiten etc.) – dem Tod • Umgang mit – Trauer – Verlust – Tod – Lebensbedingung – Religion/Glaube – Selbstwert	

13. Fehler: Es werden generell alle Punkte in die Pflegeplanung aufgenommen

Die Mitarbeiter vieler Pflegeeinrichtungen sind immer wieder verzweifelt, weil sie vor der Pflegeplanung eines relativ »fitten« Kunden sitzen und sich fragen, warum sie jetzt alle AEDL, ATL oder alle Punkte eines sonstigen Modells füllen sollen, obwohl der Kunde nur ein oder zwei Pflegeprobleme hat.

Die Frage, wie sinnvoll dies ist, und ob das überhaupt sein muss, ist durchaus berechtigt. Die Mitarbeiter sind mit dem Führen der Pflegedokumentation bereits enorm belastet und versuchen natürlich, mit möglichst wenig Aufwand den bestmöglichen Erfolg zu erzielen.

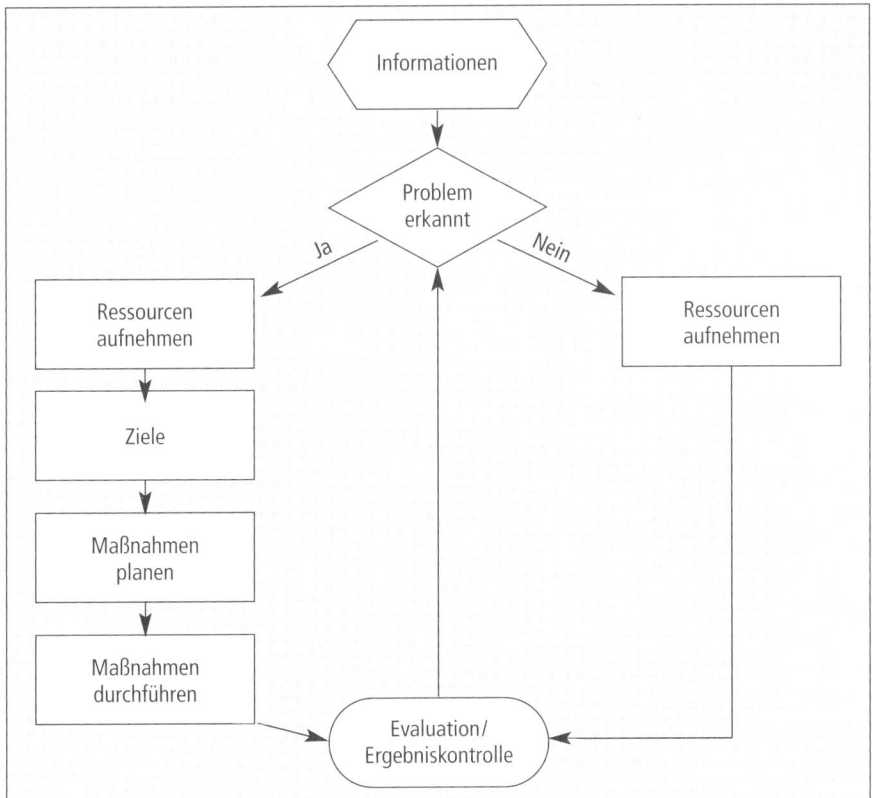

Abb. 1: Der Weg zur Pflegeplanung.

Wenn es keine Pflegeprobleme gibt, muss man auch den Problemlösungsprozess nicht eröffnen. Wer eine Pflegeplanung schreibt, sollte keine Probleme erfinden. Es genügt in der Tat, lediglich die vorhandenen Ressourcen aufzulisten und die Spalten »Ziele« und »Maßnahmen« einfach leer zu lassen.

Wenn es keine Pflegeprobleme gibt, gibt es folglich auch keine pflegerischen Maß- nahmen, um diese Probleme zu beheben, und keine Ziele, die mit diesen Maßnahmen verfolgt werden können. Schließlich stellt sich der Problemlösungsprozess doch erst dann ein, wenn es ein Problem zu lösen gibt. Kein Problem bedeutet keine Maßnah- men und keine Ziele.

Schematisch dargestellt ergibt sich das Bild in Abbildung 1.

Wer allerdings nur jene Punkte (oder AEDL) auflistet, bei denen ein Problem besteht, und alle anderen Punkte gar nicht benennt, betrachtet den Pflegebedürftigen rein defizitorientiert und muss sich den Vorwurf gefallen lassen, dass er nicht ressourcen- orientiert und ganzheitlich arbeitet.

Meine Empfehlung: Unabhängig von Ihrem Modell sollten Sie alle Punkte kurz anreißen und mit einem Satz wenigstens die Ressourcen benennen. So machen Sie klar, dass Sie nicht nur problemorientiert arbeiten, sondern den Menschen ganzheitlich betrachten und seine Ressourcen erkennen und würdigen.

Aber eines muss dennoch klar werden: Es gibt kein Gesetz, keine Bestimmung und keine Verordnung, die den Einrichtungen vorschreibt, wie die Planung zu führen ist, nach welchem Pflegemodell und schon gar nicht mit allen Aktivitäten.

14. Fehler: Die Pflegeplanung muss in professioneller Expertensprache erfolgen

Immer wieder wird versucht, durch Anwendung von Fremdsprachen oder wohlklingenden Ausdrücken die Professionalität in der Pflege zu verdeutlichen. Dies gelingt aber nur selten. Hochtrabende Formulierungen sind zum einen nicht jedermanns Sache, zum anderen oft nicht verständlich oder nachvollziehbar. Was bedeutet beispielsweise »Selbstversorgungsdefizit beim Waschen aufgrund Hemiplegie rechts«?

Das Selbstversorgungsdefizit ist zunächst eine Pflegediagnose, die aber näher beleuchtet werden muss. Es ist also zu eruieren, was genau der Betroffene nicht kann. Kann er sich nicht den Intimbereich waschen oder nur nicht die rechte Seite oder anderes? Was soll man aus der Hemiplegie rechts ergründen? Ist der rechte Arm schlaff gelähmt und kann nicht eingesetzt werden? Oder ist der rechte Arm spastisch und die Finger sind fest zur Faust geschlossen?

Die Pflegeplanung soll den Pflegebedürftigen in seiner Besonderheit und seiner Person erkennen lassen können. Das gelingt sehr oft ohne hochtrabende Formulierungen (s. auch Fehler 15 und 16).

15. Fehler: Annahme, die Pflegeplanung müsse kurz und bündig sein

Wie will man einen Menschen in wenigen Worten, sein ganzes Wesen in Kurzformulierungen erfassen? Ich glaube nicht, dass dies vollkommen gelingen kann Wer das versucht, packt die Pflegeplanung nur mit Überschriften voll und den Pflegebedürftigen in vorgefertigte Schubladen. Typische Kurzbeschreibungen sind: »Pflegebedürftiger ist desorientiert«. Jetzt muss man sich als Leser Gedanken machen, wie sich diese fehlende Orientierung wohl auswirkt. Ob der Pflegebedürftige nachts um 3 Uhr nach den Soldaten sucht, die zum Frühstück kommen? Ob er seine Tasche packt und nach Hause möchte, nach Schlesien? Ob er morgens »Guten Abend« sagt oder mittags die Tochter nicht erkennt?

Desorientierung ist lediglich eine Überschrift für verschiedene Beobachtungen und Verhaltensmuster, die ein Pflegebedürftiger zeigen kann. Selbst wenn man zu dem: »ist desorientiert« noch zufügt, ob zeitlich, räumlich oder zur Person, weiß man immer noch nicht viel mehr. Die Bezeichnung »desorientiert« ist durchaus geläufig und keineswegs verwerflich, sie muss nur für diesen Pflegebedürftigen individuell erläutert werden. Am besten schreibt man in einfachen Worten und so wie es ist, denn die oben genannten Beispiele sind wesentlich treffender als »desorientiert«.

Die Verkürzung sucht man natürlich auch in anderen Bereichen, z. B. der Bewegung. Wie schnell steht in der Pflegeplanung einfach: »ist bewegungseingeschränkt«. Wieder wird hier nur ein Stigma verteilt, nicht aber individuell auf den Pflegebedürftigen eingegangen. Was heißt nun bewegungseingeschränkt? Steht der kleine Finger der rechten Hand ab, hat jemand einen Spitzfuß, kann er nicht stehen oder kann er sich nicht bücken und die Schuhe zubinden oder, oder, oder? Auch hier sind die einfachsten Worte meist die bessere Wahl: »zieht das rechte Bein nach« ist also besser als: »ist bewegungseingeschränkt« (weitere Beispiele s. nächster Fehler).

16. Fehler: Annahme, medizinische Diagnosen gehörten in jede Pflegeplanung

Immer wieder lese ich in Planungen Formulierungen wie »Diabetiker«, »Demenz« etc. Diese medizinischen Diagnosen sind aber kein Problem, zumindest nicht automatisch ein Pflegeproblem. Welche Erkrankungen ein Kunde hat, erfährt man in aller Regel aus dem Stammblatt. In einer Pflegeplanung ist jedoch viel wichtiger und zudem interessanter, wie sich diese Diagnose auswirkt.

1. Beispiel: Statt »Diabetiker« zu schreiben, wäre es besser, das Pflegeproblem zu erkennen und zu benennen:

- »verzichtet nicht auf Süßigkeiten«
- »hält sich nicht an die Diätkost«
- »isst immer zweimal zu Mittag«
- »trinkt gern Malzbier«
- »weiß, dass er Diabetiker ist, sieht Diät aber nicht ein«
- etc.

2. Beispiel: Statt »ist demenziell erkrankt« wäre es besser zu beschreiben, was der Kunde tut:

- »zieht sich mehrfach am Tag aus und läuft entkleidet umher«
- »zieht sich, unabhängig von den Außentemperaturen, immer mehrere Pullover oder Jacken übereinander«
- »läuft oft stundenlang auf dem Flur hin und her, ohne erkennbares Ziel und ohne dass er müde erscheint«
- »sucht in der Nacht immer wieder nach den Kindern«

- »vergisst, dass sie schon gewaschen ist und wäscht sich mehrfach hintereinander«
- »sieht die Notwendigkeit des Wäschewechsels nicht ein, würde tagelang und Tag und Nacht in der gleichen Kleidung verbringen«
- »nimmt von sich aus kein Essen oder Trinken an, meint immer, es koste zu viel Geld und sie könne sich das nicht leisten«
- etc.

17. Fehler: Annahme, pflegerische Diagnosen seien in der Pflegeplanung überflüssig

Pflegediagnosen sind bereits seit 15 Jahren in der deutschen Literatur der Pflegeland-schaft erwähnt, aber sie haben sich noch immer nicht etabliert. Selbst die prüfenden Instanzen wie Heimaufsicht und MDK haben diese Pflegediagnosen bisher nicht in ihrem Repertoire. Diagnosen sind zunächst einmal eine »Erkennung«, das Wort stammt im Übrigen aus dem Griechischen. Um etwas erkennen zu können, muss man bestimmte Kennzeichen, Merkmale und Zusammenhänge feststellen. Erst dann kann man eine Diagnose einkreisen und benennen. Warum man sich in der Pflege mit den

Tabelle 3: Beispiel-Pflegediagnosen, klassifiziert nach NANDA (North American Nursing Diagnosis Association = Nordamerikanische Pflegediagnosen Vereinigung).

Pflegediagnose/Probleme	Pflegediagnose/Ressourcen
• Flüssigkeitsdefizit • Gefahr eines Flüssigkeitsdefizits • Mangelernährung • Überernährung • Gefahr von Hautschädigung • Infektionsgefahr • Selbstverletzungsgefahr • Diarrhö • Obstipation • Stuhlinkontinenz • Urininkontinenz • Stressinkontinenz • Hoffnungslosigkeit • Vereinsamungsgefahr • Todesangst • Aspirationsgefahr • Ruheloses Umhergehen • Chronische Schmerzen • Beeinträchtigte Haushaltsführung	• Bereitschaft zu einer besseren Ernährung • Bereitschaft für verbessertes Coping in einer Gemeinschaft • Bereitschaft für ausgeglichenen Flüssigkeitshaushalt • Bereitschaft für einen besseren Schlaf • Bereitschaft für eine bessere Urinausscheidung • Bereitschaft für eine verbesserte körperliche Bewegung

Pflegediagnosen so schwer tut, ist für mich nicht ganz nachvollziehbar. Aus meiner Erfahrung stellt jede Pflegekraft mehrfach am Tag Pflegediagnosen, sie ist sich dessen nur nicht bewusst. Zudem ist die Pflegediagnose auch der zweite Schritt des Pflegeprozesses, umfasst also alles, was man als »Problem« und »Ressource« bezeichnet. Pflegediagnosen müssen also weder hochtrabende Theorien diverser Gelehrter sein, noch unüberwindliche Hürden darstellen, wie die unten aufgeführten Beispiele zeigen sollen (s. Tabelle 3). Pflegediagnosen gehören folglich in jede Pflegeplanung.

18. Fehler: Annahme, der Pflegeprozess bestehe aus der Pflegeplanung

Immer noch glauben viele, der Pflegeprozess sei die Pflegeplanung. Vielleicht tun sich auch deshalb so viele schwer damit. Der Pflegeprozess ist ein Gesamtkonstrukt und besteht aus mehreren Schritten. Ob man nun die sechs Schritte nach Fiechter und Meier heranzieht oder das Modell nach Schröder mit neun Schritten, ist unerheblich.

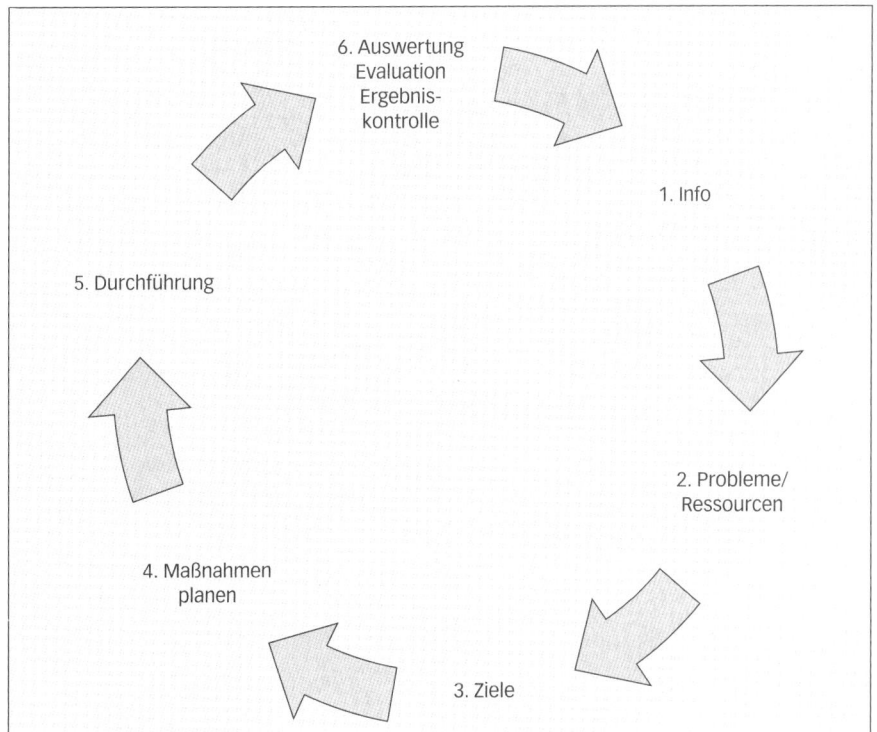

Abb. 2: Der Pflegeprozess.

Welche Art Pflegeprozess man auch betrachtet, die Pflegeplanung (Schritte 2, 3 und 4 in Abbildung 2) ist immer nur ein Teil des Prozesses.

Die anderen Prozessschritte finden sich in aller Regel auf anderen Blättern wieder. So gehört zur Informationssammlung beispielsweise auch die Biografie, die Braden-Skala, die Anamnese, der Pflegebericht, die Vitalzeichen, diverse Protokolle (z. B. Trink-, Ernährungs-, Lagerungs-, Bewegungsprotokoll).
Die Durchführung wird auf Leistungs- oder Durchführungsnachweisen ebenso quittiert wie auf diversen Protokollen (z. B. Trink-, Ernährungs-, Lagerungs-, Bewegungsprotokoll). Die Auswertung kann auf unterschiedliche Art geschehen (s. auch Fehler 35).

19. Fehler: Annahme, Ursachen von bestehenden Pflegeproblemen seien unwichtig

Das Ansinnen, die Pflegeplanungen kurz zu halten, verleitet so manche Pflegekraft dazu, die Ursachen für die bestehenden Probleme in der Planung zu ignorieren. Dabei ist die Ursache für ein Pflegeproblem sehr relevant für die weitere Vorgehensweise und den Umgang mit diesem Pflegebedürftigen. Hier zwei Beispiele:

Beispiel 1: »Frau M. kann sich nicht selbst waschen«.
Dieses Pflegeproblem kann durchaus unterschiedliche Ursachen haben. Zum einen kann es sein, dass Fr. M. keine Arme hat. Oder dass sie nicht weiß, was sie mit dem Waschlappen machen soll. Oder dass sie zu schwach ist. Hier haben wir drei Ursachen für ein und dasselbe Problem.

Beispiel 2: »Herr M. trinkt zu wenig«.
Auch dieses Pflegeproblem kann durchaus unterschiedliche Ursachen haben. Zum einen kann es sein, dass Herr M. kein Durstgefühl hat. Es kann sein, dass er das Trinken vergisst, oder dass er Angst hat, zu häufig zur Toilette zu müssen.

Jedes Problem sollte bezüglich seiner Ursachen untersucht werden. Ist die Ursache bekannt, gehört sie auch in jede Pflegeplanung. Die Ursache gibt Hinweise auf den Menschen, sein Pflegeproblem, sonstige Probleme, die Herangehensweise und Maßnahmenplanung. Dabei sollte auf medizinische Diagnosen als Begründung verzichtet werden. Es ist wenig hilfreich, bei einem Menschen, der das Trinken vergisst, nur zu schreiben: »trinkt zu wenig wegen Demenz« (s. auch Fehler 16).

20. Fehler: Die Pflegeplanung wird immer von links nach rechts ausgefüllt

Hat man eine Pflegeplanung vor sich, so stehen immer links die Probleme und Ressourcen. Die meisten Planungen sehen wie folgt aus:

Probleme/Ressourcen	Ziele	Maßnahmen

Viele Mitarbeiter füllen dann natürlich als erstes die linke Spalte aus, weil man in Europa schließlich von links nach rechts schreibt. Wer links beginnt, beginnt folglich mit den Pflegeproblemen. Das wiederum liegt nicht jedem Mitarbeiter. Der ein oder andere sitzt schon mal vor dem leeren Blatt und grübelt über das Ausfüllen der Spalten nach.

Fakt ist auch: Wer links beginnt und dort die falsche Entscheidung trifft, wird Mühe haben, die weiteren Spalten zu füllen. Hier einige Negativbeispiele:

Probleme/Ressourcen	Ziele	Maßnahmen
Fr. M. ist blind		

Was schreibt man hier als Ziel? Welche Maßnahme könnte für dieses Problem gut sein? Ist die Blindheit überhaupt ein Problem? Die meisten Planungspunkte werden dann wie folgt vervollständigt:

Probleme/Ressourcen	Ziele	Maßnahmen
Fr. M. ist blind	*Soll sich zurechtfinden*	*Stolperquellen entfernen und alle Gegenstände in gewohnter Ordnung belassen*

Wer dies so oder ähnlich schreibt, hat das Problem falsch definiert. Wenn man Stolperquellen wegräumen muss, ist doch das Problem, dass diese Person aufgrund ihrer Blindheit zu stolpern droht.

Somit wird deutlich, dass die Blindheit die Ursache für ein Problem ist, aber nicht das Problem selbst.

Weiteres Beispiel:

Probleme	Ziele	Maßnahmen
Fr. M. ist Diabetikerin		

Was soll man bei einem Diabetes denn weiter planen? Ist für dieses Problem eine adäquate Maßnahme zu finden? Welche Ziele kann man stecken? Ist »Diabetiker« überhaupt ein Pflegeproblem?

31

Probleme	Ziele	Maßnahmen
Fr. M. ist insulinpflichtige Diabetikerin	*BZ stabil*	*BZ Tagesprofil 1x pro Woche und bei Bedarf Insulin nach ärztlicher Verordnung*

Wer dies so oder ähnlich schreibt, hat das Problem falsch definiert. Wenn man einem Menschen Insulin applizieren muss, ist doch das Problem, dass dieser Mensch diese Maßnahme nicht selbst kann. Das Gleiche gilt für die BZ-Messung.

Des Weiteren passen die Ziele nicht zu den Maßnahmen. Man kann messen »bis zum jüngsten Tag« und so viel Insulin spritzen wie angeordnet, das Ziel »BZ stabil« ist durch diese Maßnahme nicht beeinflussbar.

Somit wird deutlich, dass das Problem falsch definiert wurde. Ein »insulinpflichtiger Diabetiker« ist kein Pflegeproblem.

Beispiel 3:

Probleme	Ziele	Maßnahmen
Ist bewegungs-eingeschränkt	*Beweglichkeit fördern*	*Transfer aus dem Bett und aus dem Rollstuhl und zurück*

Auch hier stehen die einzelnen Spalten nicht miteinander in Verbindung. Was ist »bewegungseingeschränkt«, wo ist die Maßnahme, um das Ziel zu erreichen? Und kann man mit dieser Maßnahme am Problem etwas ändern?

Auch hier wurde das Problem falsch definiert: Wenn man einen Menschen aus dem Bett transferieren muss, dann ist das Problem, dass er dies nicht selbst kann. Wenn man ihn in den Rollstuhl setzen muss, dann ist das Problem, dass dieser Mensch nicht gehen kann etc.

Diese Beispiele zeigen auf, dass man sehr schnell scheitern kann, wenn man eine Pflegeplanung immer vorn, also mit der linken Spalte und dem Problem beginnt. Wer dort falsch liegt, wird den Rest ebenfalls kaum korrekt ausfüllen.

Es bietet sich an, die Pflegeplanung immer quer zu prüfen. Zudem empfehle ich immer, die Planung von hinten, also mit den Maßnahmen zu beginnen. Denn sieht man die Spalten vor sich,

Probleme/Ressourcen	Ziele	Maßnahmen

wird klar, dass das einzig Sichere und Stabile an der noch leeren Pflegeplanung die Maßnahmenspalte ist. Fangen Sie bei den Maßnahmen an, denn bis die Pflegeplanung geschrieben wird, wurde längst etwas getan. Und was getan wurde, muss nur noch übertragen werden.

Die Strategie lautet wie folgt:

2. Probleme/Ressourcen	3. Ziele	1. Maßnahmen

Diese Strategie hilft, das Problem besser einzugrenzen und nicht über das Ziel hinaus-zuschießen. Wer sich zu den entsprechenden Spalten in der Pflegeplanung die folgen-den Fragen stellt (s. Tabelle 4), der wird nie wieder Probleme wie die oben genannten auflisten.

Tabelle 4: Die wichtigen Fragen zur Pflegeplanung.

1. Maßnahmen	2. Probleme	3. Ressourcen	4. Ziele
Was wird **Wie** **Wann** und **Wie oft** und **Womit** und evtl. **Von wem** getan?	Warum muss das Pflegepersonal die Maßnahme durch- führen? Warum macht der Klient die Maßnahme nicht selbst? Was ist der Grund dafür, die Ursache?	Welche Fähigkeiten hat der Klient? – Aktiv (was kann er noch?) – Passiv (das sind u. a. Vorlieben, Hilfe durch Ange- hörige, Verträg- lichkeit und Akzeptanz von erforderlichen Maßnahmen etc.)	Was kann noch **realistisch** erreicht werden? Was kann an Ressourcen/Fähig- keiten erhalten und gefördert werden? Welchen Zweck haben die Maß- nahmen?

Wer als Maßnahme »BZ-Messung« geschrieben hat und sich die oben genannte Frage stellt: »*Warum muss das Pflegepersonal die Maßnahme durchführen? Warum macht der Klient die Maßnahme nicht selbst?*«, wird als Problem nicht lapidar vermerken: »ist Diabetiker«. Er wird zum Ergebnis kommen: »Wir messen BZ, weil der Klient das nicht selbst kann«.

21. Fehler: Annahme, die Behandlungspflege müsse mitgeplant werden

Die Frage, ob Behandlungspflege geplant werden muss, ist grundsätzlicher Natur, ambulant wie stationär.
Es stellt sich die Frage, warum eine Behandlungspflege Bestandteil einer Pflegepla-nung sein soll. Ein Argument für ambulante Dienste könnte der Vertrag sein (s. Fehler 11). Sieht man von diesem Vertrag ab, kann ein weiteres Argument sein, dass der Mensch

ganzheitlich betrachtet wird. Also bleibt in dieser Planung die Behandlungspflege auch nicht außen vor. Dieser Gedanke ist grundsätzlich nachvollziehbar. Es stellt sich aber die Frage, wie diese Behandlungspflege in die Planung einfließt. Hier einige Beispiele:

Probleme	Ziele	Maßnahmen
Fr. M. ist insulinpflichtige Diabetikerin und kann sich weder BZ messen noch Insulin verabreichen	*• Sicherstellung der ärztlichen Verordnung* *• Erkennen von BZ-Schwankungen*	*• BZ-Tagesprofil 1x pro Woche und bei Bedarf* *• Insulin nach ärztlicher Verordnung*

Warum sollte man einen solchen Punkt planen? Sowohl das BZ-Tagesprofil als auch die Insulinspritze werden vom Arzt verordnet. Also sind diese Maßnahmen bereits vom Arzt, z. B. auf einem Verordnungsblatt, geplant. Für das Ziel benötigt man keine Planung, das ist selbsterklärend und die Ursache, der Diabetes, ist bereits auf dem Stammblatt als Diagnose vermerkt. Wozu also benötigt man eine solche Planung?

Eine Pflegeplanung, und hier lege ich die Betonung auf das Wort »Pflege«, soll ein pflegerisches Rezept für den Umgang und die Versorgung des pflege- und hilfsbedürftigen Menschen darstellen.

Wer dennoch auf solche Art Planungen nicht verzichten möchte (oder vertraglich kann), dem sei hier ein Rat gegeben: Bevor man nun bei zig Kunden diesen Punkt immer wieder neu plant und schreibt, sollte man sich wenigstens diese Schreibarbeit ersparen. Es lohnt sich, diese Planung auf den Kopierer zu legen, denn sie passt auf jeden insulinpflichtigen Diabetiker. Dann schreiben Sie den gleichen Standardsatz noch für Nichtinsulinpflichtige und schon haben Sie für einen Großteil der Kunden das Thema »Diabetes« abgehandelt.

Man kann dies mit einer Planung wie folgt fortsetzen:

Probleme	Ziele	Maßnahmen
Fr. M. hat einen Dekubitus am Steiß, den Verband kann sie nicht selbst versorgen	*• Sicherstellung der ärztlichen Verordnung* *• Entzündungen vermeiden*	*• Verbandwechsel nach ärztlicher Verordnung* *• und nach Standard-Nr. 24*

Es existiert für diese Klientin sicher eine Wunddokumentation. Dort oder dem Verordnungsschein kann man entnehmen, was in welcher Weise vom Arzt verordnet ist. Auch hier ist der Auftrag selbsterklärend, ähnlich wie beim nächsten Beispiel:

Probleme	Ziele	Maßnahmen
Fr. M. kann ihre Medika- mente nicht selbst richten und einnehmen	• Sicherstellung der ärztlichen Verordnung	• Medikamente werden nach ärztlicher Verordnung gerichtet und zu den vorgegebe- nen Zeiten verabreicht

Auch diesen Punkt würde ich nur ein einziges Mal schreiben und dann auf den Kopierer legen, denn er passt auf mindestens 50 % der Kunden und man erspart sich Schreibarbeit. Warum man solche Maßnahmen überhaupt plant, wenn man per Vertrag nicht dazu verpflichtet ist, ist für mich nicht immer nachvollziehbar. Denn auch hier gibt es ein Medikamentenblatt (ambulant sogar noch eine Verordnung) auf dem steht, was der Arzt verordnet hat und wie der Arzt seine Verordnung umgesetzt haben möchte. Der Auftrag ist somit klar und selbsterklärend. Das muss keinesfalls geplant werden.

Wer nun denkt, der MDK möchte das so, dem sei ein Blick in die Anleitung zur Prüfung der Qualität nach den §§ 112 und 114 SGB XI empfohlen (herunterzuladen unter www.mds-ev.de), dort steht nichts dergleichen.

Im Gegenteil, die Vorgaben, die vom MDS (Medizinischer Dienst der Spitzenverbände der Krankenkassen) kommen, und vor allem die Empfehlung lauten anders. Auch in der MDS-Grundsatzstellungnahme zum Pflegeprozess und zur Dokumentation kann man nicht lesen, dass die Behandlungspflege geplant werden muss.

Auch die andere prüfende Fraktion, die Heimaufsicht, hat keine Handhabe dafür, dass die Behandlungspflege geplant werden muss. Im Heimgesetz steht lediglich, dass für jeden pflegebedürftigen Bewohner eine Pflegeplanung vorliegen muss. Hier ist keinesfalls zu entnehmen, dass die Behandlungspflege Bestandteil sei.

Fazit: Es ist eine Pflegeplanung und keine Behandlungsplanung, anders als im Krankenhaus. Also muss die Behandlungspflege nicht geplant werden.

Wer sie planen möchte (oder ambulant vertraglich muss), macht zwar keinen Fehler, aber sich und seinen Mitarbeitern zu viel Arbeit. Die Planung wird aufgebläht mit selbsterklärenden und überflüssigen Dingen, die womöglich niemand liest. Und wenn sie niemand liest, warum schreibt man sie dann?

22. Fehler: Annahme, Pflegeplanung und Anamnese müssten übereinstimmen

Das Wort »Anamnese« kommt aus dem Griechischen und bedeutet »*Erinnerung*«, »*Das Erfragen der Vorgeschichte einer Krankheit*« (vgl. Die Zeit, Das Lexikon in 20 Bänden, Band 1, Seite 242). Wenn Anamnese die Vorgeschichte einer Krankheit ist, so ist die Pflegeanamnese die Vorgeschichte zur Pflege eines Menschen.

Wie aber soll die Vorgeschichte zur Pflege noch mit der heutigen, aktuellen Pflegeplanung übereinstimmen? Das schließt sich per Definition bereits aus. Die Anamnese, die man im Mai erhebt, wird mit der Pflegeplanung im Juli nicht mehr übereinstimmen, das ist nur natürlich. Wenn ein Kunde erstmals von einer Pflegeeinrichtung versorgt wird, er bei der Aufnahme untergewichtig war und als Liegendtransport mit Katheter aus dem Krankenhaus kam, so muss dieser Zustand der Aufnahme nicht mehr mit dem Zustand nach acht Wochen übereinstimmen. Hoffentlich nicht, wenn man das eben genannte Beispiel heranzieht!

Je mehr Zeit zwischen der Aufnahme und der jetzigen Situation verstreicht, desto unwahrscheinlicher ist es, dass sich Anamnese (Vorgeschichte) und aktuelle Planung noch decken.

Schon höre ich die Stimmen vieler Kollegen: »Aber der MDK oder die Heimaufsicht wollen doch, dass Anamnese und Planung sich immer decken!« Hier gibt es nur eine Rückfrage: »Wo steht das?«

Es ist, vom Wortstamm »Anamnese« ausgehend, unsinnig, dass eine Vorgeschichte immer wieder angepasst wird. Des Weiteren steht es nicht im Heimgesetz. Als Drittes steht es nicht im MDK-Prüfkatalog und auch nicht in der MDS-Grundsatzstellungnahme zu Pflegeprozess und Dokumentation. Niemand ist berechtigt, Kriterien neben den schriftlichen Kriterien zu erheben.

Die Anamnese bleibt eine Vorgeschichte zu Beginn der Pflege und wird nicht geändert. Die Anamnese ist auch Teil des Pflegeprozesses und zwar des ersten Schrittes, der Informationssammlung. Die Informationssammlung endet nie. Daraus kann man aber nicht schlussfolgern, dass die Anamnese nie endet und immer wieder ergänzt wird. Denn zum ersten Schritt des Pflegeprozesses, der Informationssammlung, gehören eben auch andere Blätter wie Pflegebericht, Vitalzeichen, Trink-, Ernährungs-, Lagerungs- und Bewegungsprotokoll, Arztberichte etc. Diese Informationssammlungen enden in der Tat nie.

23. Fehler: Wenn man eine Biografie hat, muss man die Inhalte in der Planung nicht wiederholen

Das Ziel, einen Menschen ganzheitlich und bedürfnisorientiert zu versorgen, steht in nahezu jedem Leitbild einer Pflegeeinrichtung. Aber wie sieht dieser Leitgedanke in der Praxis aus? Wie werden pflegebedürftige Kunden versorgt, wenn in der Maßnahmenspalte einer Planung steht: »Ganzkörperwaschung nach Standard 17«? Wie werden personenzentrierter Ansatz und Bedürfnisorientierung gelebt, wenn es nur sporadische Biografiearbeit gibt? Oder wenn die Biografiebögen zwar prall gefüllt sind, aber dennoch nichts darin steht? Wie will man seinem Ziel der individuellen Pflege nachkommen, wenn diese biografischen Daten nicht in die Planung einfließen?

Viele Einrichtungen haben den Nutzen einer Biografiearbeit bereits erkannt und erfassen Daten. Diese Daten werden aber allzu häufig noch zu global und zu wenig pflegeorientiert erfasst. Was will man beispielsweise mit den folgenden Daten erreichen: »*Frau M. wurde am 20.12.1924 in Schlesien geboren. Ihr Elternhaus war in einer hübschen Wohngegend, die Eltern führten eine Metzgerei. Frau M. ist in dieser Gegend groß geworden, besuchte bis zum Krieg das Gymnasium, musste dann aufgrund der Situation abbrechen. Kam als Kindermädchen in ein gutes Haus, lernte später ihren Mann Georg kennen und hatte mit ihm 4 Kinder. Der Mann wurde in Russland als verschollen gemeldet und 1950 für tot erklärt. Das älteste Kind, Horst, der einzige Sohn, starb an einer Lungenentzündung. Die drei Mädchen erlernten alle einen handwerklichen Beruf und sind verheiratet. Frau M. hat 7 Enkel und 4 Urenkel.*«

Diese gesamte Datenerhebung ist unbrauchbar, wenn man damit nichts verknüpft. Also was bedeutet es heute, dass Frau M. in Schlesien geboren wurde? Ist sie besonders sparsam, musste sie flüchten, hat sie ein Lieblingsgericht, das sie an diese Kindheit erinnert? Was gibt es für einen Bezug zur Metzgerei? Hat Frau M. Fleisch satt und ist Vegetarierin oder isst sie noch heute gern hausgemachte Wurst und deftige Fleischspeisen? Was ist mit dem abgebrochenen Gymnasium – trauert Frau M. verpassten Chancen nach? Was wollte sie beruflich machen? Gibt es Interessen, die von damals übrig geblieben sind? Was ist mit der Zeit als Kindermädchen? Ist sie heute noch vernarrt in Kinder oder hat sie genug davon und will eher ihre Ruhe? Sucht sie heute Mitbewohner aus, für die sie sorgen kann?

Dieses kleine Beispiel macht deutlich: Nur Daten zu erfragen, und das noch im Interviewstil, nutzt niemandem. Es macht den Pflegekräften Arbeit und der Bezug zur Pflege bleibt verborgen. Die gesammelten Daten (Biografiearbeit kann man jeden Tag machen, bei jedem Kontakt mit dem Kunden) sollen in die tägliche Pflege einfließen und somit auch in die Pflegeplanung.

24. Fehler: Musterpflegeplanungen vereinfachen alles

Welche Pflegekraft hat nicht schon daran gedacht oder davon geträumt, dass es Musterplanungen gibt, die man einfach übernehmen kann? So gibt es auf dem Markt tatsächlich Standardpflegepläne zum Ankreuzen oder in der EDV vorgefertigte Textbausteine, die man auswählen kann. »Schöne Sache«, denken sicher einige. Natürlich ersparen Standardpflegepläne die Arbeit. Was schon geschrieben steht, muss man nicht noch einmal schreiben (vgl. Tabelle 5).

Tabelle 5: Beispiele für Standardformulierungen.

Bereich	Ressourcen/ Fähigkeiten	Probleme	Ziele	Maßnahmen
Bett-lägerig-keit und Gefähr-dungs-potenziale	• Toleriert die notwendige Lagerung • Bleibt in der Ausgangs-position/ Lagerungs-position liegen • Hilft mit, beim Bewegen	• Ist nicht in der Lage, seine Position im Bett ausreichend selbst zu verändern, deshalb • kontrakturge-fährdet an: – Knöchel – Knie – Hüfte – Elle – Handgelenken	• Erhalt der funktionellen Gelenkstellung • Fehlstellung der Extremitäten so lange wie möglich vermeiden	• Kontrakturen-prophylaxe: – Bewegung der Extremitäten und der Gelenke bei der Grund-pflege und Lagerung – Lagerung der Extremitäten in physiologischer Normalstellung • Kranken-gymnastik veranlassen
Waschen	• Kann Wünsche bei der Versorgung äußern • Wäscht sich unter Anleitung noch Teile des Oberkörpers • Trocknet sich nach Auf-forderung ab • Mag es gern, eingecremt zu werden	• Ist nicht in der Lage, sich allein zu waschen, weil er/sie die Arme nicht heben kann • Sieht die Notwen-digkeit der Körper pflege nicht ein, kann mit dem Waschlappen nichts anfangen, versteht Wasch-reihenfolge nicht	• Kann sich Gesicht, Hände und Oberkörper selbst waschen, Wohlbefinden sichern, Hygiene wahren • Begleitung zum Waschbecken • Einlassen des Wassers mit eigener Waschlotion • Anleitung bei der Ober-körperwäsche • Waschen des Unterkörpers • Eincremen mit eigener Hautlotion • GKP	• Hilfestellung beim Waschen am Waschbecken • Waschen des Unterkörpers im Bett • Waschen im Bett • Zähne putzen mit/ohne Prothese • Haare kämmen • Rasur nass/trocken

Hat man eine solche oder ähnliche Möglichkeiten des Ankreuzens, erspart dies Schreibarbeit. Aber ist das eine individuelle Pflegeplanung? Sicher nicht. Hier haben wir eher globale Aussagen und jeder Mitarbeiter macht das so, wie er es für richtig hält (s. auch Fehler 15 und 32).

Wenn man solche vorgedruckten Pläne nutzt, sollte wenigstens die Möglichkeit der individuellen Anpassung gegeben sein. Meine Erfahrung mit solchen Plänen ist, dass die Mitarbeiter nicht individuell anpassen und bei zig Kunden der gleiche Inhalt steht. Das hat nichts mit dem Leitbild der Einrichtung oder einer bedürfnisorientierten individuellen Kundenversorgung zu tun.

25. Fehler: Annahme, nur die Fähigkeiten des Pflegebedürftigen gehörten in die Ressourcenspalte

Die Ressourcen, auf deutsch auch »Fähigkeiten«, können verschiedener Natur sein. Da sind zum einen aktive Dinge, die der Pflegebedürftige noch selbst beherrscht (z. B. Waschen des Oberkörpers); für die er selbst einstehen kann (z. B. Wissen um die Erforderlichkeit einer Diät) oder die er selbst organisiert (Wunsch nach wöchentlicher Haarwäsche). Das können aber auch so genannte passive Ressourcen sein, wenn der Pflegebedürftige z. B. nicht aktiv am Geschehen teilhaben kann, er aber die Ressource mitbringt, dass er etwas verträgt (z. B. Sondenkost) oder etwas akzeptiert und toleriert (z. B. die Hilfe beim Waschen), oder dass er etwas genießt (z. B. Essen, Parfüm, Eincremen, Baden).

Neben diesen rein auf den Pflegebedürftigen bezogenen Ressourcen gibt es aber noch weitere pflegerische Ressourcen. Das können Mitbewohner sein (Herr M. fährt Frau S. im Rollstuhl spazieren) oder der Partner (Ehefrau kümmert sich um die Wäsche) oder Angehörige und Freunde, die eine Verrichtung unterstützen oder komplett übernehmen. Bei der Auflistung der Ressourcen gilt es differenziert zu betrachten:

- aktive Fähigkeiten des Pflegebedürftigen,
- passive Fähigkeiten des Pflegebedürftigen,
- Akzeptanz der erforderlichen Maßnahmen,
- Akzeptanz der bestehenden Pflegeprobleme,
- Wissen um bestimmte Pflegeprobleme,
- Mitarbeit von Mitbewohnern, Partnern, Angehörigen, Freunden.

26. Fehler: Keine detaillierten Ziele in der Altenpflege

Im Ansinnen, alles kurz, knapp und bündig schreiben zu wollen, verfallen manche Pflegemitarbeiter in die Darlegung von Floskeln und Standardzielen. Dazu gehören: »Wohlbefinden«, »intakte Haut«, »Ressourcen fördern«, »Ressourcen erhalten«, »ausreichend Flüssigkeit«, »gute Ernährung«, »erholsamer Schlaf«. Diese Ziele sind nicht grundsätzlich falsch, aber sie sind wenig individuell und auch schlecht messbar. Welches Ziel verfolgt ein Mitarbeiter, wenn er schreibt: »Beweglichkeit fördern«? Aktiviert er den Pflegebedürftigen dahingehend, zwei Minuten zu stehen oder motiviert er ihn, die Arme über den Kopf zu nehmen und das Ausziehen aktiv zu unterstützen? Oder will er zusammen mit dem Pflegebedürftigen das Ziel erreichen, mit dem Rollator vom Bett zum Waschbecken zu laufen? Was auch immer Sie von dem Ziel »Beweglichkeit fördern« halten – klar ist, jeder macht, was er für richtig hält und verfolgt mitunter ein anderes Ziel als der Kollege.

Des Weiteren ist fraglich, wie man ein Ziel wie »ausreichend Flüssigkeit« messen möchte. Was ist ausreichend? Wann hört man auf und wann ist man zufrieden mit der Flüssigkeitsmenge? Bei 900 ml oder erst bei 1400 ml? Und was ist eigentlich »gut ernährt«? Ist jemand, der übergewichtig ist, nicht auch gut ernährt im landläufigen Sinne? Oder ist nur derjenige gut ernährt, der einen BMI von 19 bis 26 hat? Und wenn der Klient mit BMI 24 »gut ernährt« als Ziel in der Planung stehen hat, dann wäre das Ziel auch dann noch erreicht, wenn er fünf Kilo in einem Monat abnimmt. Dann wäre er immer noch im BMI-Bereich »gut ernährt«.

Eine gute Pflegeplanung erkennt man auch daran, dass sich die Mitarbeiter (wenn möglich zusammen mit dem Pflegebedürftigen) tief greifende Gedanken darüber gemacht haben, wo die Reise hingehen soll. Was soll bis wann erreicht werden, was kann realistisch betrachtet überhaupt noch erreicht werden?

Gerade in der Altenpflege gilt es, »kleine Brötchen zu backen« und nicht dem Prinzip zu verfallen: schneller, höher, weiter. Aber auch diese kleinen Ziele sollen detailliert, realistisch, erreichbar und überprüfbar sein. Wenn möglich, auch noch unterteilt in Nah- und Fernziele (s. auch Fehler 27).

27. Fehler: Annahme, die Unterteilung in Nah- und Fernziele sei überflüssig

Gemeinsam mit Fehler 26 meinen immer noch viele, es sei überflüssig, konkrete und messbare Ziele zu stecken und diese auch noch in Nah- und Fernziele zu unterteilen. Es ist aber durchaus sinnvoll, bei einigen Punkten zunächst kleine Etappenziele zu stecken. Das frustriert auch nicht so schnell, denn es ist zu vergleichen mit den privaten Zielen zuhause. Wer sich vornimmt, zehn Kilo abzunehmen, hat evtl. die kleinen Etappenziele vergessen und ist auf dem Weg zum 10. Kilo schon nach einem Drittel genervt. Oder nehmen wir das Laufen: Wer einige Zeit nichts für sich getan hat und dann wieder die zehn Kilometer laufen möchte, wird vermutlich schnell scheitern und der Sache überdrüssig werden. Was für einen selbst gilt, gilt auch für die Pflege. Statt »ausreichend Flüssigkeit« als Ziel zu nehmen, wäre das erste Ziel, dass man die derzeitige Menge von z. B. 700 ml täglich erhalten will. Das nächste Ziel wäre eine angestrebte Trinkmenge von 900 ml pro Tag und so weiter. Dieses »und so weiter« lässt sich sicher nicht unendlich ausdehnen, denn ab einem gewissen Punkt geht nichts mehr und man hat das Maximale erreicht. Hier kann man dann in einer Auswertung vermerken, dass trotz vieler Bemühungen nicht mehr als 900 bis 1.000 ml am Tag möglich sind. Das wäre auch der Punkt, bei dem man auf weitere Fernziele verzichten kann. Sehr gut kann man das Thema »Nah- und Fernziel« auch für den Bereich der Mobilität verdeutlichen. Das erste Ziel ist es, den »Liegendtransport« einmal am Tag für eine Stunde in den Sessel zu mobilisieren. Weitere Ziele können folgen, indem der Stundenumfang erhöht wird. Des Weiteren kann man als Ziel stecken, dass der Pflegebedürftige zum Waschen des Unterkörpers am Waschbecken stehen kann; dass er die drei Schritte vom Bett zum Tisch in Begleitung läuft; dass er den Weg vom Bett zur Waschgelegenheit läuft und so weiter. Auch hier sei betont, dass das Thema nicht unendlich ausgereizt werden kann. Alles mit Maß und Ziel und vor allem: Alle sollen das gleiche Ziel verfolgen.

Das Thema »Nah- und Fernziel« lässt sich auch für den Bereich Waschen beispielhaft erläutern: Ggf. wäscht sich ein Pflegebedürftiger nur sehr ungern; vielleicht ist er es nicht gewohnt, sich täglich zu waschen oder er sieht die Notwendigkeit nicht ein. Hier kann man als Ziel nicht schreiben: »Hygiene ist gewährleistet« oder: »Kunde ist gepflegt« o. Ä. Wer so etwas schreibt, wird schnell frustriert sein und feststellen, dass dieses Ziel unrealistisch ist, sowohl als Nah- als auch als Fernziel. Auch hier wären kleine Etappenziele besser. Sinnvoll wäre es, z. B. erst das Ziel zu setzen, dass sich dieser Pflegebedürftige wenigstens einmal pro Woche komplett wäscht/waschen lässt, oder dass er jeden zweiten Tag eine Wäsche des Intimbereiches akzeptiert.

Immer davon ausgehend, dass der Kunde diese Ziele mittragen kann und auch will, ist die Unterteilung in kleine Etappen, also in viele Nahziele, sinnvoll. Dort, wo es möglich, sinnvoll und realistisch machbar ist, können auch Fernziele angebracht sein. Nur so kann man gewährleisten, dass alle Pflegekräfte den gleichen Weg und die gleichen Ziele verfolgen.

28. Fehler: Ist ein Ziel erreicht, muss man ein neues stecken

Noch immer herrscht in vielen Pflegeeinrichtungen die Meinung, man müsse ein Ziel, das erreicht wurde, absetzen, zumindest aber dieses erreichte Ziel durch ein neues ergänzen. Mir persönlich ist nicht klar, woher diese Meinung kommt, denn sie steht nirgends geschrieben. Es kann sich also nur um individuelle Meinungen Einzelner handeln. Wie dem auch sei, jeder darf seine eigene Meinung und Betrachtungsweise ins

Feld führen. Es mag noch logisch erscheinen – wie unter Fehler 27 beispielhaft aufgeführt – wenn man das Ziel von 900 ml Trinkmenge erreicht hat, dass man sich dann Gedanken um ein neues Ziel macht. Das scheint legitim und logisch. Die Frage bleibt allerdings, wie lange treibt man das, was ist die Obergrenze und wann ist es genug? Wie steht es mit dem Ziel »intakte Haut«, was will man da noch ergänzen? Wenn man das Ziel einer intakten Haut erreicht hat, was folgt dann? Intakter als intakt geht nicht. Dieses Beispiel zeigt eindeutig die Grenzen auf. Wer zusammen mit dem Pflegebedürftigen an den Zielen arbeiten und immer mehr erreichen kann, dem sei Mut gemacht und die Bestätigung gegönnt. Aber Vorsicht ist geboten, wenn die Ziele immer weiter nach vorn oder nach oben getrieben werden sollen. Es gibt natürliche Grenzen, der Pflegebedürftige hat Grenzen, ebenso wie die Pflege selbst. Es muss nicht immer ein neues Ziel gesucht werden, sobald das alte erreicht wurde. Vielmehr muss mit Maß und Fingerspitzengefühl das Mögliche betrachtet werden.

29. Fehler: Annahme, bei den Maßnahmen könne man nicht immer die Häufigkeiten angeben

Eine beliebte Formulierung in der Maßnahmenspalte ist »bei Bedarf«. Es werden »bei Bedarf« Getränke gereicht, es wird »bei Bedarf« gewaschen und »bei Bedarf« die Toilette aufgesucht. Das ist alles nicht falsch, denn genau das tut jeder von uns auch. Aber wir benötigen dafür keinen Pflegeplan. Wenn wir aber für den Bedarf keinen Plan benötigen, braucht ihn ein Pflegebedürftiger, der sich in den Händen professionell Pflegender befindet, auch nicht. Nahezu alles im Leben geschieht schließlich »bei Bedarf«. Was tun, wenn man einen Pflegebedürftigen hat, der einmal allein seine Mahlzeiten einnimmt und ein anderes Mal nicht? Der einmal Durchfall hat und mal nicht? Der einmal seine Inkontinenzmaterialien in der Nacht aus dem Bett wirft und mal nicht? Hier soll also nicht stehen: »2 x pro Nacht Wechsel von Inkontinenzmaterialien und bei Bedarf«. Oder beim Essen soll nicht stehen: »Anleitung bei der Nahrungsaufnahme und bei Bedarf essen anreichen«. Viele denken jetzt sicher: Was soll das? Warum soll man nicht »bei Bedarf« schreiben?

Nehmen wir diese beiden Beispiele des Inkontinenzmaterials und des Essens. Wenn man in der Planung das eigentliche Problem gepaart mit der richtigen Ressource feststellt, ist die Maßnahme »bei Bedarf« völlig überflüssig.

Ein Beispiel: »Der Pflegebedürftige kann in der Regel mit Anleitung allein essen, im Schnitt schafft er es an drei Tagen der Woche aber nicht, sein Mittagessen einzunehmen.« Warum soll man jetzt in der Maßnahmenspalte noch einmal erwähnen, dass der Pflegebedürftige bei Bedarf das Essen gereicht bekommt?

Beispiel Inkontinenzmaterial: Wenn beim Problem steht: »zieht sich im Schnitt zweimal pro Woche das Inkontinenzmaterial aus und zerpflückt es«, warum will man dann noch bei den Maßnahmen eintragen: »Inkontinenzmaterialwechsel bei Bedarf«?

Ein weiterer wichtiger Punkt ist, dass bei einer Einstufung die Häufigkeit und der Hilfebedarf wichtig sind, um den Pflegebedürftigen in der korrekten Pflegestufe einzustufen. Was macht man als Gutachter, wenn in den Maßnahmen steht: »bei Bedarf«? Wie oft ist das und wie oft kommt das tatsächlich vor?
Dieses »bei Bedarf« ist unsinnig, weil es nicht aussagefähig und zu allgemeingültig ist. Zudem nutzt es niemanden und ist somit überflüssige Schreibarbeit.

30. Fehler: Annahme, bei den Maßnahmen müsse man nicht immer Zeiten angeben

Wie in Fehler 29 bereits angemerkt, ist es sinnvoll, statt allgemeingültiger Floskeln auf den Punkt zu kommen und so präzise wie möglich zu beschreiben.
Wer nur schreibt: »Inkontinenzmaterialien bei Bedarf« oder: »regelmäßig« oder: »öfter« o. Ä., der schreibt nicht handlungsweisend. Gerade beim Thema »Toilettentraining« ist die präzise Angabe unerlässlich, wenn man mit und für den Pflegebedürftigen etwas erreichen möchte.
Nur permanentes Training hilft, dem Erfolg einen Schritt näher zu kommen. Es kann nicht den Mitarbeitern überlassen bleiben, wann sie gewisse Tätigkeiten durchführen. Das gilt für das Kontinenztraining genauso wie für das Umlagern. Wenn beim Umlagern nur steht: »dreistündlich«, so ist nicht klar, wann diese Lagerung geplant wird. Das Ergebnis sieht man auf den Lagerungsprotokollen: Dort wird dann mal im Abstand von 2,5 oder 3,5 Stunden gelagert.
Es ist sinnvoll, die Uhrzeiten dort exakt zu planen, wo Maßnahmen an Uhrzeiten gebunden werden können.

31. Fehler: Annahme, die verschiedenen Hilfearten in der Pflegeplanung seien nicht wichtig

Rein formal käme eine Pflegeplanung auch ohne die in der Pflegeversicherung und der Begutachtungsrichtlinie definierten Hilfearten aus. Diese Hilfearten sind zunächst einmal definiert worden, um den Ausprägungsgrad des Hilfebedarfs für die Einstufung von Pflegebedürftigen zu ermitteln. Diese Hilfearten können aber neben der Einstufung auch den Nutzen haben, dass alle Pflegekräfte hinsichtlich der Hilfe, die sie einem Pflegebedürftigen angedeihen lassen, die gleiche Sprache sprechen. Wie schnell äußert eine Pflegekraft: »Herr M. braucht Unterstützung beim Waschen«. Fragt man nach den Verrichtungen und der expliziten Hilfe vor Ort, ist es aber keine Unterstützung, sondern längst eine teilweise Übernahme. Hier die Definitionen und ihre Bedeutung, insbesondere für die Einstufung:

- Volle Übernahme:
  - Die Pflegeperson übernimmt komplett die Verrichtung/Tätigkeit
  - Alle Minuten der Begutachtungsrichtlinie (BRi) sind darauf ausgelegt
- Teilweise Übernahme:
  - Die Pflegeperson übernimmt Teile einer Verrichtung
  - Nur diese Teile werden berechnet, also sinkt der Minutenwert vermutlich gegenüber der vollen Übernahme
- Unterstützung:
  - Die Pflegeperson macht kleine Handreichungen, nur Handgriffe sind erforderlich
  - Nur diese kleinen Handgriffe werden berechnet, der Minutenwert ist gegenüber der vollen Übernahme nur noch sehr gering anrechenbar
- Anleitung
  - Die Pflegeperson demonstriert die Verrichtung und motiviert zur Übernahme dieser Tätigkeit durch den Pflegebedürftigen
  - Diese Minuten werden komplett berechnet, der Minutenwert liegt somit vermutlich über dem einer vollen Übernahme (so steht es auch in der BRi, Seite 70)
- Beaufsichtigung
  - Die Pflegeperson ist während der Verrichtung als Aufsicht/Motivation dabei
  - Diese Hilfe wird komplett berechnet, wenn die Pflegeperson/-kraft die ganze Zeit dabei bleiben muss; der Minutenwert ist identisch mit dem Wert einer vollen Übernahme (s. auch BRi, Seite 70/71)

32. Fehler: Bei den Maßnahmen wird lediglich auf den Standard verwiesen

Wie wird ein Pflegebedürftiger wohl versorgt, wenn in der Maßnahmenspalte lediglich steht: »Hilfe bei der Ganzkörperwäsche am Waschbecken und beim Eincremen nach Standard 17«? Ich kann es mir lebhaft vorstellen, wenn ich so manche Standards lese, in denen beispielsweise steht: »Man nehme zwei Waschlappen, zwei Handtücher« etc. Mit anderen Worten: Man hält sich nicht an den Standard, sondern jeder macht es, wie er es für richtig hält (s. auch Fehler 14).

Wie sieht es aus mit einer »Dekubitusprophylaxe nach Standard 25«? Ich würde sagen, ähnlich wie beim Waschen. Der Standard steht in einem Ordner und der Mitarbeiter steht, ohne diesen Standard vor Augen zu haben, irgendwann vor dem Pflegebedürftigen und soll eine Prophylaxe durchführen. Was wird nun an Prophylaxe geleistet? Wird der Pflegebedürftige nun umgelagert oder frei- oder weichgelagert? Wie oft und mit welchen Mitteln?

Man muss sich also schon die Mühe machen und die Maßnahmen handlungsweisend zu formulieren, wenn man Fehler vermeiden oder zumindest dafür sorgen will, dass alle Pflegekräfte das annähernd Gleiche tun. Dass man dabei auf geltende Standards verweist, ist nur richtig, reicht aber allein nicht aus.

33. Fehler: Annahme, die Häufigkeit der Auswertung sei vorgegeben

Die Auswertung der Pflegeplanung ist der sechste Schritt des Pflegeprozesses. Hier geht es darum, ob es neue Informationen oder weitere Probleme gibt; ob sich ein Pflegeproblem erledigt oder manifestiert hat. Das Gleiche gilt für die Ressourcen, auch diese können weggefallen, hinzugekommen oder bestätigt sein.

Der nächste Schritt wäre dann zu schauen, ob und in welchem Umfang die gesteckten Ziele erreicht werden konnten und was das Ergebnis der täglichen pflegerischen Tätigkeit und Bemühungen ist. Dann sind die geplanten Maßnahmen zu überprüfen und mit den durchgeführten zu vergleichen. Dies wäre eine sinnvolle und planvolle, am Pflegeprozess orientierte Auswertung.

Ob diese Auswertung nun einmal im Monat, alle sechs Wochen oder nur zweimal im Jahr durchgeführt werden muss, ist nicht definiert. Es gibt kein Gesetz, keine Bestimmung und Verordnung, die den Einrichtungen vorschreibt, wie oft eine Planung auszuwerten ist. In der Anleitung zur Prüfung der Qualität nach §§ 112, 114 SGB XI steht lediglich unter Punkt 14.8 stationär und Punkt 12.10 ambulant: »*Die Auswertung/Evaluation der Pflegeplanung dient der Erfolgskontrolle pflegerischen Handelns und der Überprüfung der Angemessenheit der Pflegeziele und Pflegemaßnahmen. Die Pflegefachkraft beurteilt unter Einbeziehung des Pflegebedürftigen und dessen Bezugsperson das Erreichen der geplanten Pflegeziele und hält die Bewertung schriftlich fest; ggf. wird eine Neuanpassung der Pflegeplanung an die aktuelle Situation erforderlich. Die Ergebniskontrollen erfolgen:*

• *bei unvorhergesehenen Veränderungen,*

• *bei Aufnahme oder stetiger Verschlechterung und*

• *zum Zeitpunkt der geplanten Neueinschätzung.*

Was das Wort »regelmäßig« auch immer bedeuten mag – jede Einrichtung kann über die Häufigkeit der Evaluation selbst entscheiden. Aber immer dann, wenn sich Änderungen in der Planung ergeben, sind diese sofort zu dokumentieren. Bei der nächsten geplanten Auswertung ist es evtl. schon zu spät, um auf diese Veränderungen einzugehen.

Die regelmäßige Auswertung dient somit vorwiegend der Darstellung der erreichten Ziele und der Darstellung des Ergebnisses einer positiven Pflege. Das sollte man so häufig tun, wie es in der Innen-, aber auch Außendarstellung der eigenen pflegerischen Tätigkeit erforderlich und nützlich ist.

34. Fehler: Die Leistungen der Angehörigen oder Therapie werden in der Maßnahmenspalte aufgeführt

Die Pflegeplanung ist ein Rezept für den Umgang und die Versorgung eines Pflegebedürftigen. Wenn man erreichen will, dass die Planung als wirklicher Arbeitsplan von den Pflegekräften anerkannt und angewendet wird, muss man die Maßnahmenspalte von Fremdleistungen frei halten. Der Mitarbeiter soll auf die Maßnahmenspalte schauen und dort erkennen können, was er zu tun hat, nicht was andere tun. Die Therapie (z. B. Krankengymnastik) ist eine Ressource des Pflegebedürftigen und somit auch eine Ressource für die Pflege. Das gilt ebenso für die Tochter, die der Mutter samstags die Haare wäscht und einrollt. Diese Tochter stellt für die Pflege eine Ressource dar und gehört nicht in die Pflegemaßnahmen.

35. Fehler: Die Auswertung erfolgt in der Pflegeplanung

Dass eine Auswertung untrennbar zum Pflegeprozess gehört, ist unzweifelhaft. Die Frage, die immer wieder auftaucht, ist: Wohin gehört die Auswertung?
Sieht man sich den Pflegeprozess (s. Abbildung 3) an, kann man hieraus nichts ableiten. Mit anderen Worten: Es steht jedem frei, wie die Pflegedokumentation aufgebaut wird, aus wie vielen Blättern sie besteht, welche Farben und Bezeichnungen diese haben. Die Auswertung kann man folglich auf das Planungsblatt schreiben, quasi als vierte Spalte:

Ressourcen/Probleme	Ziele	Pflegemaßnahmen	Auswertung

Eine weitere Möglichkeit besteht darin, die Auswertung unter die aktuellen Planungspunkte anzufügen.
Oder man kann die Auswertung auf ein separates Blatt oder in den Pflegebericht schreiben. Letzteres empfiehlt sich insbesondere dann, wenn die vierte Spalte in der Pflegeplanung so klein ist, dass eine vernünftige Auswertung der Ergebnisse kaum möglich erscheint.

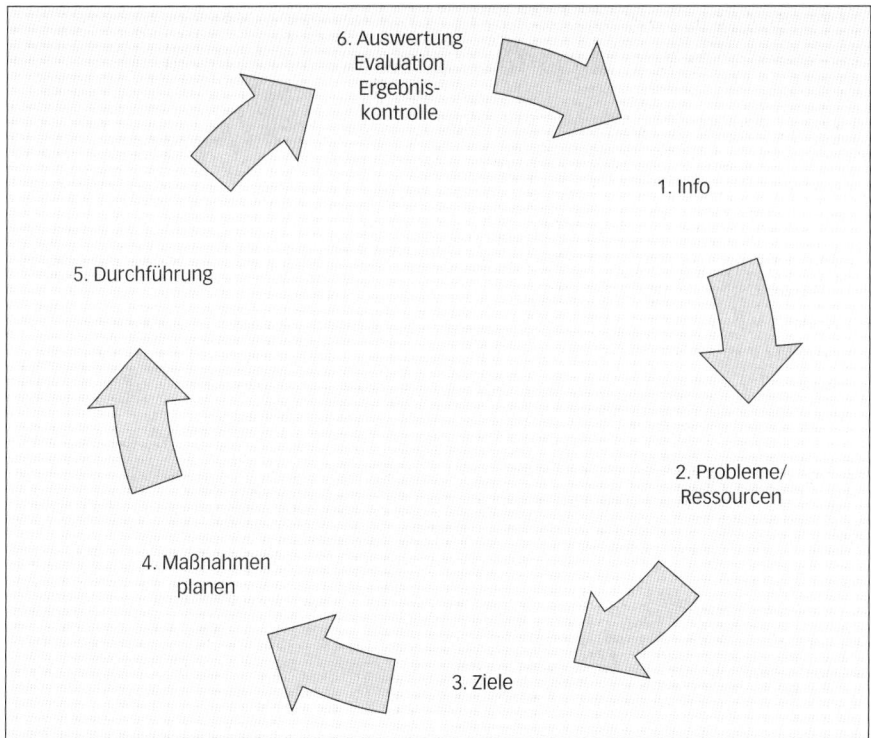

Abb. 3: Der Pflegeprozess.

36. Fehler: »Unverändert« reicht als Auswertung

Wenn sich bei den Pflegebedürftigen in der Versorgung nichts verändert, bietet es sich an, mit der Auswertung kurzen Prozess zu machen und einfach »unverändert« zu vermerken. Wenn man aber die Auswertung als sechsten Schritt des Pflegeprozesses betrachtet, kann das Wort »unverändert« niemals genügen, denn die Auswertung soll die vorangegangenen Schritte des Pflegeprozesses überprüfen. Der Pflegeprozess wird dabei von hinten aufgerollt (vgl. Abbildung 4).

Das bedeutet, dass folgende Fragen zu klären sind:
1. Werden die Maßnahmen so durchgeführt, wie sie geplant sind? Deckt sich die Planung mit den Durchführungs- oder Leistungsnachweisen?
2. Welche Ziele wurden erreicht, welches Ergebnis der Pflege liegt vor, was konnte mit der guten Arbeit, die gemacht wurde, erreicht werden?

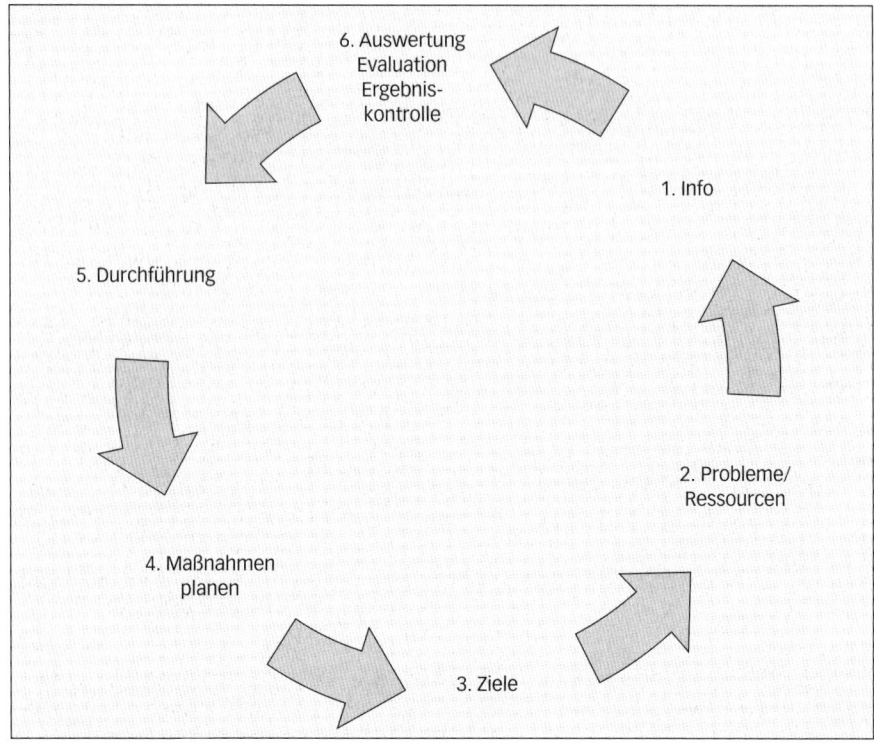

Abb. 4: Der Pflegeprozess wird von hinten aufgerollt.

3. Stimmen die Probleme noch so, wie sie in der Planung formuliert wurden? Sind neue hinzugekommen, haben sich welche erledigt?
4. Sind die Ressourcen noch so vorhanden, wie sie in der Planung stehen oder hat sich etwas verändert? Sind neue hinzugekommen oder sind Ressourcen weggefallen?
5. Gibt es neue oder weitere Informationen zum Pflegebedürftigen?

Wenn man diese Fragen alle betrachtet, kann eine Auswertung nicht aus dem einzelnen Wort »unverändert« bestehen.

3 Die Pflegeanamnese

37. Fehler: Die Anamnese erfolgt immer anhand der AEDL

Eine Anamnese ist für jeden Kunden einer Pflegeeinrichtung zu erheben. Die Anamnese zeigt den Aufnahmezustand eines Pflegebedürftigen. Jede Einrichtung wird unterschiedlich damit umgehen; sehr viele Einrichtungen haben sehr unterschiedliche Formulare und Vordrucke.

Die meisten Einrichtungen haben die Anamnese nach den AEDL von Monika Krohwinkel eingeführt. Aber nur, weil diese Vorgehensweise von vielen favorisiert wird, ist es noch lange nicht erforderlich, dass dies der Maßstab in der Pflegelandschaft sein muss. Auch in der Anleitung zur Prüfung der Qualität nach §§ 112, 114 SGB XI ist zu lesen: *»In Deutschland ist das »Modell der fördernden Prozesspflege« von Monika Krohwinkel weit verbreitet. Dieses Modell umfasst u. a. das Strukturmodell der »Aktivitäten und existentiellen Erfahrungen des täglichen Lebens (AEDL)«* (Seite 30 stationär und Seite 24 ambulant).

Auch ist es entbehrlich, das gesamte Modell aufzulisten, wie es in der Grundsatzstellungnahme des MDS zu lesen ist.

Natürlich hat das Vorgehen nach den AEDL oder einem anderen Modell bestimmte Vorzüge: Der Mensch wird ganzheitlich betrachtet und die Mitarbeiter haben einen »roten Faden« beim Ausfüllen des Bogens. Aber es gibt kein Gesetz, keine Bestimmung und keine Verordnung, die den Einrichtungen vorschreibt, wie die Anamnese zu führen ist.

In der MDK-Anleitung zur Prüfung der Qualität nach den §§ 112, 114 SGB XI (Punkt 7.2 stationär und ambulant) ist zu lesen: *»In der Pflegeanamnese/Informationssammlung muss die Darstellung eines umfassenden Gesamteindruckes über die aktuelle Situation des Pflegebedürftigen unter Berücksichtigung der Gewohnheiten, der Möglichkeiten/Fähigkeiten, den Einsatz von Hilfsmitteln und deren Aktualisierung bestehen. Das im Pflegeleitbild und/oder Pflegekonzept favorisierte Pflegemodell oder Assessmentverfahren bildet die Struktur für die Pflegeanamnese/Informationssammlung.«*

Die Frage in der MDK-Anleitung zum Thema »Informationssammlung« lautet (stationär Punkt 14.3 und ambulant Punkt 12.4):

»Ist eine Pflegeanamnese/Informationssammlung erstellt worden?«

a. pflegerelevante Vorgeschichte

b. persönliche Pflegegewohnheiten

c. Bedürfnisse/Wünsche/Abneigungen

d. aktuelle Ressourcen/Fähigkeiten

e. aktuelle Probleme/Defizite

f. durch PFK

38. Fehler: Die Anamnese wird nicht zeitnah erstellt

Anamnese bedeutet übersetzt »Vorgeschichte«. Die Pflegeanamnese ist bereits der erste Schritt im Pflegeprozess. Hier werden Informationen zur aktuellen und vergangenen Pflegesituation gesammelt. Die Anamnese spiegelt den Status bei Aufnahme (also vor Beginn der Pflege durch die Einrichtung) wider. Sie darf nicht verwechselt werden mit der Informationssammlung, denn diese endet nie und ist immer aktuell zu halten.

Die Anamnese wird somit am Tag der Aufnahme, spätestens jedoch bei Beginn der Pflege ausgefüllt. Alles andere ist wenig sinnvoll, denn der Pflegebedürftige ist möglicherweise vier Tage nach der Aufnahme in einem völlig anderen Zustand. Wie will man dann noch wissen, wie der Aufnahmestatus war? Dieser Aufnahmestatus wird verfälscht, wenn man die Anamnese erst nach einigen Tagen ausfüllt.

Es ist sinnvoll, die Anamnese in den ersten 24 Stunden nach der Aufnahme zu erstellen und abzuschließen. Wenn bestimmte Punkte in der Anamnese schwierig zu bearbeiten sind, sollte man das so aufschreiben, wie es sich darstellt. Kann z. B. ein Pflegebedürftiger keine Auskunft erteilen und ist kein Angehöriger anwesend, so kann man die Punkte Soziales, soziale Sicherung etc. eben nicht direkt ausfüllen und muss eintragen, dass hierzu am Tag der Aufnahme keine Erkenntnisse vorliegen.

Auch in der Grundsatzstellungnahme des MDS zum Pflegeprozess und zur Pflegedokumentation ist unter Punkt 1.3.1 zu lesen, dass die Anamnese als Informationssammlung sofort bei Aufnahme zu erheben und unverzüglich zu vervollständigen ist. Gleichwohl wird dort betont, dass die eigentliche Informationssammlung nie endet. Sie ist permanente Grundlage für den Pflegeprozess, was nachvollziehbar und sinnvoll ist. Das bedeutet aber nicht, dass eine fortwährende Informationssammlung im Rahmen der Anamnese stattfinden muss (s. auch Fehler 39).

39. Fehler: Die Anamnese wird aktualisiert

Immer wieder schildern mir Teilnehmer in Seminaren oder Beteiligte bei Prüfungen, dass die MDK-Prüfer sich daran gestoßen haben, dass die Anamnese nicht überarbeitet wurde. Hier stellt sich die Frage, warum man an einer Vorgeschichte ständig weiter arbeiten soll. Die Aktualität der derzeitigen Bedingung und Kundensituation muss doch in der aktuellen Pflegeplanung vorliegen.

Anamnese heißt »Vorgeschichte«, wie in Fehler 38 geklärt. Hier werden am Tag der Aufnahme Informationen zur aktuellen und vergangenen Pflegesituation gesammelt. Man stellt also den Zustand bei Aufnahme der Pflegetätigkeit fest, als so genannten Ist-Zustand. Dieser Ist-Zustand wird nicht überarbeitet oder ergänzt. Das würde den ursprünglichen Zustand nur verfälschen.

In der Anamnese nimmt man die vorliegenden Fakten so auf, wie sie am Tag der Pflegeaufnahme wahrgenommen wurden. Es kann sein, dass dieser Aufnahmezustand bereits nach wenigen Tagen oder Wochen nicht mehr zutrifft. Das ist normal.
Ein Beispiel:
Ein Pflegebedürftiger wird aufgenommen. Er hat fettige Haare, wirkt ungepflegt, hat Untergewicht, einen Hautdefekt, einen Blasenverweilkatheter, ist als Liegendtransport aus dem Krankenhaus gekommen und wirkt deutlich verwirrt und desorientiert in seinen Äußerungen. Wenn dies nach einer Woche in den Händen der Pflegemitarbeiter immer noch so wäre, wäre das schlecht. Insofern ist es doch logisch, dass die Anamnese dieses Pflegebedürftigen binnen weniger Tage und Wochen nicht mehr zur aktuellen Situation passt.
Dafür wird aber der aktuelle Pflegezustand in der Pflegeplanung festgehalten. Die Pflegeplanung löst somit die Anamnese ab.

Fazit: Die Anamnese wird einmal und zwar sofort bei Aufnahme erhoben. Änderungen aller Art gehören nicht mehr in die Anamnese, sondern in die anderen entsprechenden Blätter wie z. B. Pflegebericht und Pflegeplanung.

4   Die medizinische Anordnung

40. Fehler: Annahme, eine Bedarfsmedikation sei nicht erlaubt

Die Bedarfsmedikation ist einigen Bestimmungen unterworfen, aber keineswegs verboten. So muss der Bedarf eindeutig genannt und darf nicht interpretierbar sein. Neben dem verordnenden Arzt muss das Anordnungsdatum, das Medikament, die Darreichungsform, der Bedarf (also die Indikation), die Einzeldosis und die Maximaldosis für 24 Stunden genau benannt werden.
Unzulässig wäre beispielsweise:
02.07.2005 Dr. Schulz.; Novalmin/-sulfon bei Schmerz 20 Tropfen einmalig und maximal 3 x pro Tag.
Der Schmerz kann vielfältig sein und es kann nicht angehen, dass die Pflegekraft entscheidet, bei welcher Art Schmerz das Novalmin/-sulfon gegeben wird. Also muss der Bedarf genauer genannt werden, ob das Novalmin z. B. bei Rücken-, Knie-, Tumorschmerz oder bei anderen expliziten Schmerzen gegeben werden darf. Wenn der Arzt entscheidet, dass das Medikament bei jeglichen Schmerzen zu geben ist, so muss dies ebenfalls so dokumentiert werden, und die Pflegekraft muss tatsächlich bei Zahnschmerzen Novalmin geben.

Im Bereich der Psychopharmaka, Sedativa und Neuroleptika scheint diese Verordnung nach eindeutiger Indikation nahezu unerreichbar. Meist steht bei diesen Medikamenten schlicht »bei Bedarf« oder »bei Unruhe«. Wann dieser Bedarf eintritt, wird somit nicht klar erläutert. Es ist vielmehr so, dass die Pflegekraft entscheidet, wann sie dieses Medikament gibt. Wenn auf dem Medikamentenblatt »bei Bedarf« oder »bei Unruhe« steht und die Pflegekraft das Präparat verabreicht, so entscheidet sie in diesem Moment allein. Wenn eine Pflegekraft im Bereich der medizinischen Anordnungen allein entscheidet, muss sie für evtl. Schäden später auch gerade stehen.

Aber genau diese unspezifischen, interpretierbaren und so genannten »weichen« Formulierungen haben die Bedarfsmedikation in Verruf gebracht. So manche Pflegedienstleitung hat an ihre Mitarbeiter die Order herausgegeben, dass es im Betrieb keine Bedarfsmedikation mehr gibt und immer der Arzt zu rufen ist.

Auch Prüfer des MDK vertreten nach Aussage vieler Beteiligter bei Prüfungen immer wieder die These, dass Bedarfsmedikationen nicht erlaubt seien.

Das ist so jedoch nicht ganz richtig: Die Bedarfsmedikation ist im Einzelfall eine gute Sache. Sie ermöglicht den Pflegefachkräften eine adäquate Handlung in einer spezifischen Situation, der Pflegebedürftige erfährt Linderung oder zumindest eine rasche Hilfe bei einem akuten Problem.

Wenn die Bedarfsmedikation eindeutig, zweifelsfrei und ohne Handlungsspielraum dokumentiert und vom Arzt bestätigt ist, ist die Gabe der Bedarfsmedikation auch kein Problem.

Wie bekommt man nun eine explizite Bedarfsbeschreibung für einen unruhigen demenziell Erkrankten? Wer legt diesen Bedarf überhaupt fest? Der Arzt? Nein, weit gefehlt: Die beteiligten Pflegekräfte sind die Personen, die den Bedarf festlegen.

Folgender Fall dürfte so oder ähnlich auch Ihnen bekannt sein. Im Medikamentenblatt steht: »10 ml Eunerpan bei Unruhe«. Wie kommt so ein Eintrag zustande? Die Pflegekraft gibt dem Arzt beispielsweise die Auskunft: »Frau M. lehnt schon die dritte Nacht am Fenster und ruft um Hilfe. Sie ist ganz aufgewühlt und durcheinander, sie sucht ihren vor 30 Jahren verstorbenen Mann. Wir können sie nicht beruhigen.« Der Arzt möchte der Pflegebedürftigen natürlich etwas Ruhe gönnen und verordnet ein Medikament, in diesem Fall Eunerpan, zur Beruhigung. Was ist nun der Bedarf? Zum Beispiel: »Wenn Frau M. nachts länger als eine Stunde am Fenster steht und nach ihrem Mann ruft und sich nicht beruhigen lässt.« Viele Worte, aber die einzige Möglichkeit, korrekt zu handeln.

Dieser Fall macht eines deutlich: Die Pflegekräfte geben dem Arzt die notwendige Information, damit dieser ein Medikament therapeutisch einsetzen kann. Von allein kommt ein Arzt nicht auf die Idee, für dieses und jenes vorsorglich einen Bedarf festzulegen. Das wäre angesichts der vielen Varianten Unsinn.

Das bedeutet gleichzeitig: **Die Schilderung der Pflegekräfte stellt bereits die Bedarfsbeschreibung dar und muss auch so dokumentiert werden.**

Auch der MDK hat in der Anleitung zur Prüfung der Qualität nach §§ 112, 114 SGB XI die Bedarfsmedikation als eine Möglichkeit der erlaubten Therapie aufgenommen (stationär Punkt 15.2, Seite 73 und ambulant Seite 65, Punkt 13.18): »*Um die Bedarfsmedikation sachgerecht umsetzen zu können, muss in der Pflegedokumentation festgehalten sein, bei welchen Symptomen, welches Medikament in welcher Einzel- und bis zu welcher Tageshöchstdosierung zu verabreichen ist.*«

41. Fehler: Annahme, telefonische Anordnungen seien nicht erlaubt

Wenn sich eine akute Situation beim Pflegebedürftigen ergibt, die nicht pflegerisch lösbar ist, rufen die beteiligten Pflegekräfte den behandelnden Arzt an. Dieser steckt sehr oft mitten in seinem Praxisbetrieb und kann nicht sofort kommen. Er muss Interessen abwägen. Auf der einen Seite hat er das Wartezimmer voll, dort sitzen evt. ein halbes Dutzend Patienten, die seiner Hilfe bedürfen und auf der anderen Seite geht es um einen Pflegebedürftigen, der in der relativ sicheren Obhut einer Pflegeeinrichtung oder Pflegekraft ist. Wenn er nun beide Situationen abwägt und feststellt, dass die Situation beim Pflegebedürftigen auch anders gelöst werden kann als durch einen Hausbesuch, so wird er sich diesen ersparen wollen. Er wird der Pflegekraft telefonisch seine Anordnung durchgeben und seinen Praxisbetrieb weiterführen.

Nun lehnen einige MDK-Mitarbeiter diese telefonische Anordnung ab und selbst viele Pflegekräfte glauben, dass telefonische Anordnungen nicht erlaubt seien. Das ist nicht richtig. In der MDK-Anleitung zur Prüfung der Qualität nach §§ 112, 114 SGB XI (Seite 57, Punkt 13 für den ambulanten Bereich und Seite 72, Punkt 15.1 für den stationären Bereich) ist Folgendes geregelt: »*Ist eine Dokumentation in der Pflegedokumentation durch den Vertragsarzt nicht möglich (z. B. im Notfall), sollte die mündliche Anordnung des Vertragsarztes (auch per Telefon) durch eine Pflegefachkraft entgegengenommen und nach dem VUG-Prinzip (Vorlesen und Genehmigen lassen) dokumentiert werden.*« Das zeigt, dass telefonische Anordnungen durchaus möglich sind. Telefonische Anordnungen sind sicherlich bedenklich, wenn der Arzt sich nicht vorher ein eigenes Bild vom Patienten macht, um danach seine Entscheidung zu treffen.

Letztendlich wird man für die Zulässigkeit solcher Anordnungen den Einzelfall sehen müssen. Falls es durch einen Übermittlungsfehler zu einem Missverständnis kommt und hierdurch ein Schaden beim Patienten entsteht, würde im Falle eines Prozesses zunächst einmal der Arzt das Risiko eines derartigen Übermittlungsfehlers tragen, weil er sich für die telefonische Anordnung entschieden hat.

Es ist zu empfehlen, dass die Pflegekraft die telefonische Anordnung in der Dokumentation schriftlich fixiert und der Arzt sich die Anordnung von der Pflegekraft wiederholen lässt, um sicherzustellen, dass die Pflegekraft die Anordnung richtig verstanden hat. Ist die Pflegekraft eher kritisch, so sollte sie ein Fax an die Arztpraxis schicken, auf dem die Anordnung wiederholt wird.

42. Fehler: Annahme, der Arzt müsse alle Anordnungen im Medikamentenblatt unterschreiben

Immer mehr Ärzte verweigern ihre Unterschrift auf den diversen Medikamentenblättern der Einrichtung. Das gilt ambulant wie stationär. Die Ärzte bekommen diese Leistung nicht vergütet und sie sind gesetzlich dazu nicht verpflichtet. Folglich geben die Ärzte ihre Anordnung mündlich an eine Pflegekraft weiter und diese hat das Problem, dass ihr die Unterschrift des Arztes fehlt. Sowohl Heimaufsicht als auch MDK wollen bei ihren Begehungen immer wieder die Unterschrift der Ärzte auf den Anordnungen sehen. Was kann eine Einrichtung nun tun? Man kann selbstverständlich mit dem Arzt das Gespräch suchen und ihn bitten, die Unterschrift bei all seinen Patienten in der Pflegedokumentation zu leisten. Der Arzt muss das nicht tun, gemäß § 10 MBO-Ä müssen die Ärzte lediglich für sich alles schriftlich notieren, was sie diagnostizieren und therapieren. Hier ein Auszug aus dem Original:

»MBO-Ä (1997) § 10 Dokumentationspflichten

(1) Ärztinnen und Ärzte haben über die in Ausübung ihres Berufes gemachten Feststellungen und getroffenen Maßnahmen die erforderlichen Aufzeichnungen zu machen. Diese sind nicht nur Gedächtnisstützen für die Ärztin oder den Arzt, sie dienen auch dem Interesse der Patientin oder des Patienten an einer ordnungsgemäßen Dokumentation.

(2) Ärztinnen und Ärzte haben Patientinnen und Patienten auf deren Verlangen grundsätzlich in die sie betreffenden Krankenunterlagen Einsicht zu gewähren; ausgenommen sind diejenigen Teile, welche subjektive Eindrücke oder Wahrnehmungen der Ärztin oder des Arztes enthalten. Auf Verlangen sind der Patientin oder dem Patienten Kopien der Unterlagen gegen Erstattung der Kosten herauszugeben.

(3) Ärztliche Aufzeichnungen sind für die Dauer von zehn Jahren nach Abschluss der Behandlung aufzubewahren, soweit nicht nach gesetzlichen Vorschriften eine längere Aufbewahrungspflicht besteht.«

Wenn man diesen Paragrafen liest, kann man den Ärzten nur beipflichten: Sie haben keine Pflichten gegenüber der Pflegeeinrichtung. Der Einrichtung bleibt also nur übrig, sich selbst abzusichern. Hierzu hat der MDS in seiner Grundsatzstellungnahme Pflegeprozess und Dokumentation empfohlen, dass die entgegennehmende Pflegefachkraft mit ihrer Unterschrift die korrekte Entgegennahme einer (telefonischen)

Anordnung bestätigt. Weiter heißt es in der Grundsatzstellungnahme Seite 39, es sei »wünschenswert«, dass der Arzt die Anordnungen unterschreibt.

Bekommt man keine Unterschrift vom Arzt sollte man

a) dies genau so in die Pflegedokumentation schreiben: »Arzt leistet keine Unterschrift«,

b) mit seinem Namen bestätigen, dass man diese Anordnung so entgegengenommen hat,

c) ein Fax anfertigen, in dem die Anordnung des Arztes wiederholt und bestätigt wird, also z. B.: »Wir haben Ihre Anordnung wie folgt verstanden und werden diese bis auf Widerruf ab sofort so durchführen: Fr. M. Novodigal 0,1 morgens 1 Tbl. Insulin 30/70 morgens 16 und abends 12 i.E., Lactulose morgens 20 ml«.

Auch in der MDK-Anleitung zur Prüfung der Qualität nach §§ 112, 114 SGB XI ist (stationär Seite 72, Punkt 15.1) zu lesen: »*Behandlungspflegerische Maßnahmen müssen vom Arzt delegiert bzw. angeordnet werden. Sofern dies nur mündlich erfolgt, ist dieser Sachverhalt in der Pflegedokumentation zu vermerken. Über die Frage, ob eine rechtliche Verpflichtung für den Vertragsarzt zur Dokumentation angeordneter medizinischer behandlungspflegerischer Maßnahmen in der Pflegedokumentation besteht, existieren in der juristischen Literatur unterschiedliche Einschätzungen.*
Eine praktikable Lösung für Situationen, in denen Handlungsbedarf besteht und der Vertragsarzt nicht in der Pflegeeinrichtung anwesend ist, ist die Anordnung per Fax. Von telefonischen Anordnungen sollte nur im Notfall Gebrauch gemacht werden.«

43. Fehler: Der Anordnung des Arztes ist dringend Folge zu leisten

Einige Pflegekräfte sind durchaus der Meinung, dass alles, was der Arzt anordnet, auch so durchzuführen ist. Sollte etwas geschehen, hafte allein der Arzt. Das ist eindeutig falsch. Ungeachtet dessen, was der Arzt verordnet, haftet die durchführende Person im Rahmen der so genannten Durchführungsverantwortung. Selbst dann, wenn der Arzt die Anordnung schriftlich gibt, kann man diese Verantwortung bisweilen nicht ablegen. Wer wider besseres Fachwissen agiert, hat dafür ggf. die Konsequenzen zu tragen.

Niemand würde beispielsweise 16 i.E. Insulin verabreichen, wenn der Pflegebedürftige einen Nüchternwert BZ von 50 mg/dl hat. Und es ist nichts anderes, wenn ein Arzt seit Monaten Betaisodona oder Zinkpaste o. Ä. für die Behandlung eines Dekubitus anordnet. Es geht dabei nicht darum, was die Pflegekräfte für besser halten, sondern einzig und allein darum, was (pflege-)wissenschaftlich als nicht sinnvoll betrachtet wird.

Die Behandlungspflege unterliegt der Durchführung, zumindest aber der Aufsicht durch eine Fachkraft. Dies ist auch dem Umstand geschuldet, dass ein gewisses Fachwissen zur Durchführung der Maßnahmen erforderlich ist. Die Nichtfachkraft soll nicht deshalb kein Insulin verabreichen, weil sie den Pen nicht bedienen kann, sondern weil sie die Wirkung des Insulins nicht erlernt hat. Die Nichtfachkraft soll nicht deshalb keinen Dekubitus verbinden, weil sie mit dem Verbandsmaterial nicht umgehen kann, sondern weil sie den Aufbau der Haut und eine entsprechende Medikamentenlehre nicht erlernt hat.

Fazit: Jeder Mitarbeiter muss wissen, welche Maßnahme er durchführt und muss sicher sein, dass dies die richtige Maßnahme zum richtigen Zeitpunkt am richtigen Ort ist.

44. Fehler: Tropfenpläne vereinfachen die Arbeit

Zur Vereinfachung des Stellens von Medikamenten werden in einigen Einrichtungen noch immer so genannte Tropfenpläne, Insulinpläne u. Ä. verwendet. Auch werden zum Teil die Tropfenflaschen und Insulinpens mit Dosierungen versehen. Was auf den ersten Blick wie eine Vereinfachung aussieht, ist in Wirklichkeit eher riskant als nützlich. Es besteht eine viel zu hohe Gefahr von Übertragungsfehlern. Die ärztliche Anordnung sollte immer aus dem Original heraus gerichtet werden. Das Original ist in den meisten Fällen eben die Pflegedokumentation.

Auch in der neuen MDK-Anleitung zur Prüfung der Qualität nach den §§ 112 und 114 SGB XI ist unter Punkt 15.3 (stationär) zu lesen: »*Die zusätzliche Nutzung von Medikamenten-, Tropfen- und Injektionsplänen birgt die Gefahr von Übertragungsfehlern.*«

45. Fehler: Annahme, ein BTM-Buch sei Pflicht

Wir haben für die Abgabe, Verwahrung und Verabreichung von Betäubungsmitteln (BTM) ein eigenes Gesetz in Deutschland. Dort ist allerdings nicht zu lesen, dass ein BTM-Buch in den Einrichtungen der Altenpflege vorgeschrieben sei. Auch ist in der MDK-Anleitung zur Prüfung der Qualität nach §§ 112, 114 SGB XI ist (Seite 73 stationär) zu lesen: »*Im Betäubungsmittelgesetz finden stationäre Pflegeeinrichtungen keine direkte Erwähnung. Es ist aber zu empfehlen, die Anforderungen des Betäubungsmittelgesetzes auch hier einzuhalten. Daraus ist abzuleiten, dass Betäubungsmittel verschlossen in einem gesonderten Fach aufbewahrt werden. Nur besonders autorisierte Personen verwahren den dazugehörenden Schlüssel. Ebenso ist zu empfehlen, dass die Dokumentation der Entnahme von Betäubungsmitteln mit dokumentenechtem Stift erfolgt. Dabei werden Datum, Uhrzeit, Name des Bewohners, Art und Menge des Betäubungsmittels, der verordnende Arzt und die verabreichende Pflegefachkraft angegeben.*«

Es ist also völlig egal, ob in einem BTM-Buch, einer BTM-Liste oder einem einfachen Vokabelheft notiert wird, wer wann welches Medikament erhalten, entnommen und/oder geliefert hat. Wichtig ist, dass jederzeit ein Nachweis darüber geführt wird. Aber es ist nicht wichtig, worauf dieser Nachweis geführt wird.

5   Der Pflegeverlaufsbericht

46. Fehler: Im Pflegebericht wird täglich etwas eingetragen

Die Pflegekräfte ambulanter und stationärer Altenhilfe sind, gerade was das Berichtswesen betrifft, äußerst verunsichert. Sie wissen zum einen oft nicht, was sie in den Pflegebericht schreiben sollen und vor allem nicht, wie oft dies erforderlich ist. Die Aussagen der MDK-Mitarbeiter schwanken zwischen einmal pro Schicht (stationär) oder pro Einsatz (ambulant) und einmal pro Woche. Das ist aber nicht korrekt. In der MDK-Anleitung zur Prüfung der Qualität nach §§ 112, 114 SGB XI ist zu lesen (Punkt 12.14 ambulant und 14.12 stationär):
»Wenn keine Besonderheiten zu verzeichnen sind, weist der Pflegebericht keine täglichen Eintragungen auf.«
Ein Pflegebericht ist also dazu da, Besonderheiten, Auffälligkeiten und Abweichungen vom Pflegealltag sowie die Befindlichkeiten des Pflegebedürftigen zu dokumentieren. Wenn man Mitarbeiter nun zwingt, täglich den Bericht zu führen und diese Mitarbeiter sehen beim Kunden nichts Besonders oder Abweichendes, so schreiben sie oft Floskeln in den Bericht:

- »Keine Besonderheiten«
- »Keine Auffälligkeiten«
- »Versorgt nach Plan«
- »Alles in Ordnung«
- »Patient geht es gut«
- usw.

Diese Floskeln bringen aber wenig Übersicht in einen Bericht, denn es dauert längere Zeit, die wichtigen von den unwichtigen Einträgen zu unterscheiden und herauszufiltern. Zudem stellt sich die Frage: Wenn zweimal die Woche im Bericht »versorgt nach Plan« steht, was war dann an den anderen Tagen? Keine geplante Versorgung? Oder wenn im Bericht steht: »Patient geht es gut«, stellt sich die Frage, woran die Pflegekraft das bemerkt hat und wie sie zu dem Urteil kommt. Ein Pflegebericht muss nicht täglich geführt werden und schon gar nicht mit so überflüssigen und nichtssagenden Floskeln.

Gemäß der MDK-Anleitung zur Prüfung der Qualität nach §§ 112, 114 SGB XI ist ein Bericht folgendermaßen zu führen: »*Der Pflegebericht gibt Auskunft über das Befinden des Pflegebedürftigen und dient der Information über Veränderungen. Die Eintragungen im Pflegebericht beziehen sich auf veränderte Probleme, Bedürfnisse und Fähigkeiten der pflegebedürftigen Person und der Bezugsperson im Hinblick auf die gesetzten Ziele. Sie stützen sich auf Beobachtungen der Pflegekraft und auf Äußerungen des Pflegebedürftigen und/oder seiner Bezugspflegeperson im Hinblick auf die Pflegesituation. Darüber hinaus gibt der Pflegebericht über situationsbedingte Gründe für das Abweichen von der Pflegeplanung Auskunft. Die Eintragungen werden nichtwertend vorgenommen. Wenn keine Besonderheiten zu verzeichnen sind, weist der Pflegebericht keine täglichen Eintragungen auf.*«

Es steht weder in der Prüfverordnung noch in einem Gesetz oder einer anderen Bestimmung, wie oft zu dokumentieren ist. Das bedeutet, dass die Einrichtungen selbst eine Regelung festlegen. Aber es ist auch unlogisch, wenn bei einem Pflegebedürftigen 14 Tage lang nichts zu lesen ist. Wie kann alles gleich geblieben sein? Die pflegerische Versorgung, das körperliche Befinden, die geistige Fähigkeit und das seelische Befinden – das ist äußerst unglaubwürdig.

Meine Empfehlung lautet daher, immer abhängig von der Pflegestufe in den Bericht einzutragen, denn je höher die Pflegestufe, desto mehr Beobachtung seitens der Pflegekräfte ist erforderlich. Also rate ich zu folgender Strategie:

- Pflegestufe I: 1 bis 2 Einträge pro Woche
- Pflegestufe II: 2 bis 3 Einträge pro Woche
- Pflegestufe III: 3 bis 4 Einträge pro Woche
- Generell: Bei jeder Besonderheit, bei jedem Vorkommnis und jeder Änderung der Maßnahmenplanung.

So kann man die Mitarbeiter ein wenig disziplinieren, nach dem Pflegebedürftigen und seinem Befinden zu schauen und muss sich gleichzeitig nicht den Vorwurf gefallen lassen, wochenlang nicht nachgesehen zu haben.

47. Fehler: Annahme, man müsse den Pflegebericht nicht lesen

So lastig die Dokumentationsführung für einige Mitarbeiter ist, so lästig ist auch das Lesen der Berichte in der Pflegedokumentation. Ambulant und stationär ergibt sich dabei für die Informationsweitergabe eine völlig unterschiedliche Situation.

a) Ambulant:

In ambulanten Diensten, wo Übergaben unüblich sind, werden die Informationen gern über ein Übergabebuch weitergegeben. Diese Übergabebücher sind allerdings nicht in jedem Fall sinnvoll, teilweise auch nicht erwünscht (s. auch Fehler 88), denn alle wichtigen Informationen stehen bereits im Pflegebericht des Kunden.

Mitarbeiter anderer ambulanter Dienste telefonieren mit ihren Kollegen und tauschen so die Informationen aus. Die Telefonkosten (meist Handy) sind für den Dienst enorm und zudem überflüssig, denn alle wichtigen Informationen stehen bereits im Pflegebericht des Kunden.

Einige wenige Dienste leisten sich eine Übergabe. Das ist ebenfalls überflüssig und bindet enorme Zeitressourcen, denn alle wichtigen Informationen stehen bereits im Pflegebericht des Kunden.

b) Stationär:

Hier sind Übergaben zur nachfolgenden Schicht noch gang und gäbe. Fragt sich nur, ob die klassische Übergabe nicht ein Relikt aus vergangener Zeit ist (s. auch Fehler 89).

Jeder Mitarbeiter sollte bei jedem seiner Kunden jeden Tag den Pflegebericht lesen. »Unmöglich«, denken jetzt sicher viele von Ihnen. »Zeitsparend und möglich«, sage ich. Im ambulanten Bereich muss man die wenigsten Dinge wissen, bevor man zum Kunden geht. Die Akte liegt vor Ort und es reicht in aller Regel aus, vor Ort auch zu lesen, was beim vorangegangenen Besuch los war. Gut wäre es, wenn man die Akte, die sowieso beim Kunden vor Ort liegt, direkt mit der Begrüßung in die Hand nimmt. Die Altkunden werden erst einmal irritiert sein, wenn der Mitarbeiter die Akte vor der Versorgung in die Hand nimmt, die Neukunden werden es irgendwann einmal nicht anders kennen.

Stationär hat man die Akten auch greifbar und kann die Informationen direkt daraus entnehmen. Es nehmen sich zwar alle die Zeit für Übergaben, 15, 30 oder sogar 45 Minuten. Aber die fünf Minuten, um vor Beginn des Dienstes die wichtigsten Informationen aus dem Bericht zu lesen, die schafft man nicht.

Wer so nicht vorgehen möchte, dem sollte dennoch eines klar sein: Jeder haftet für das, was er tut oder eben auch für das, was er unterlässt. Wenn man nicht in den Pflegebericht hineinschaut und sich auf andere Informationsquellen verlässt, ist man möglicherweise das ein oder andere Mal verlassen, weil etwas zu übergeben vergessen wurde.

Steht im Pflegebericht von gestern »Rötung am Gesäß« und diese Information wurde nicht übergeben, dann weiß der nachfolgende Mitarbeiter nichts von dieser Rötung. Nichtwissen hat aber noch nie automatisch vor Strafe geschützt. Wenn nun diese Rötung im Bericht steht und man selbst weiß nichts davon, wird man auch keine entsprechende Maßnahme einleiten. Wenn diese Rötung nun ein Dekubitus ist, sind alle Beteiligten, die diesen Kunden versorgt haben, gefragt. Mit dem simplen Spruch »Bei der Übergabe wurde davon nichts erwähnt«, kommen Sie aus diesem Dilemma nicht heraus.

Wie also vorgehen, wenn man ambulant sagt: »Ich kann doch nicht erst die Akte lesen und dann den Kunden versorgen!«, und stationär sagt: »Ich kann doch vor Dienstbeginn nicht alle Akten lesen!«

Die Lösung ist einfach: Man haftet als Mitarbeiter nur für das, was man selbst tut oder unterlässt. Das kreist die Anzahl an Akten schon deutlich ein. Ambulant wie stationär geht es lediglich um die Kunden, die man versorgt. Also muss man auch nur in diese Akten schauen. Und hier sei empfohlen: Besser Sie lesen den Bericht spät als nie. Also lieber zum Ende eines Dienstes (ambulant: einer Versorgung) in den Bericht reinschauen als nie. Da Sie die Akte sowieso in der Hand haben, um Ihre Leistungen abzuzeichnen, ist es auch ganz einfach, einige Seiten weiterzublättern und im Bericht die letzten Einträge zu lesen. Das kann jeder und es kostet nur drei Sekunden.

48. Fehler: Der Pflegebericht hat mit der Pflegeplanung wenig zu tun

Die Bezeichnung Pflegebericht (oft auch nur Bericht genannt) ist eigentlich eine Abkürzung und heißt korrekterweise Pflegeverlaufsbericht. Der Pflegeverlaufsbericht lässt, wie der Name schon sagt, den Pflegeverlauf erkennen. Der Pflegebericht ist, ebenso wie die Planung, Bestandteil des Pflegeprozesses. Der Bericht kann als Information dienen (1. Schritt des Prozesses) oder ein Problem aufzeigen (2. Schritt des Pflegeprozesses) oder ein Ergebnis darstellen (6. Schritt des Pflegeprozesses).
Wer in seinem Pflegeverlaufsbericht täglich die Änderung in der Versorgung des Pflegebedürftigen vermerkt, muss irgendwann (empfehlenswert wäre nach spätestens 14 Tagen) feststellen, dass diese Veränderung sich manifestiert hat und zum Dauerproblem geworden ist. Alles, was nicht nur vorübergehend verändert ist, geht irgendwann einmal in den Pflegeplan über.
Ein Beispiel: Ein Pflegebedürftiger, der sonst immer selbstständig sein Frühstück eingenommen hat, benötigt nun mehr und mehr Hilfe. Die ersten Tage schreibt man diese Veränderung natürlich in den Pflegebericht, aber dann (ca. nach 14 Tagen) geht dies als neues Problem in die Planung über und wird im Pflegebericht nicht mehr aufgegriffen.
Eine weitere Verknüpfung von Pflegebericht und Pflegeplanung kann man bei jedem Eintrag herstellen. Um sich zum Beispiel die Auswertung der Planung zu erleichtern, können die Berichtseinträge bereits zugeordnet werden. Hier einige Beispiele anhand der AEDL:

Datum	Uhrzeit	AEDL	Text	HZ
12.08.	08:15	1	Fr. M. kann nach dem gestrigen Ohrenarzttermin (Reinigen/Ausspülen) nach eigener Aussage deutlich besser hören.	JK
15.08.	14:45	2	Fr. M. ist mit dem Rollator allein vom Zimmer zum Speiseraum zum Mittagessen gelaufen.	HP
16.08.	10:00	3 + 7	Fr. M. heute auf eigenen Wunsch wegen der Hitze keine Kompressionsstrümpfe angezogen.	BR
18.08.	18:45	4	Fr. M. hat sich sehr auf die Dusche am Abend gefreut, dabei Haut inspiziert, Haut ist intakt.	HP
19.08.	15:20	5	Fr. M. verzichtet derzeit auf ihren Nachtisch und den Nachmittagskaffee, sagt, sie sei zu dick und will 2 kg abnehmen.	JK
23.08.	7:20	6	Fr. M. hatte heute früh eingenässt, es war ihr sichtlich unangenehm.	BR
25.08.	11:45	7	Weil sie derzeit keine Kompressiontrümpfe anzieht, schafft Fr. M. es, die Strümpfe und Schuhe allein anzuziehen.	JK
26.08.	5:15	8	Fr. M. schlief nach eigenen Angaben die letzten Nächte gut, weil es nicht mehr so warm ist.	HP
28.08.	17:00	9	Fr. M. hat alte Bilderalben sortiert und gern darüber erzählt.	HP
01.09.	8:15	10	Fr. M. will keinen BH mehr tragen, solange es so warm ist.	BR
04.09.	10:30	11	Fr. M. möchte, dass die Fenster zur Nacht hin verschlossen werden, sie fühle sich sicherer so.	JK
05.09.	16:45	12	Die Enkeltochter war da, ist mit Fr. M. am Nachmittag spazieren und ins Café gegangen. Fr. M. hat sich sehr über den Besuch gefreut.	HP
07.09.	9:30	13	Fr. M. hat große Angst geäußert, ihre Selbstständigkeit aufgeben zu müssen und vermehrt auf Hilfe angewiesen zu sein. Insbesondere beim Waschen und bei der Ausscheidung.	JK

Der Vorteil einer solchen Herangehensweise ist, dass man bei einer Auswertung nur noch die entsprechende AEDL-Nummer lesen muss, und schon hat man eine Art Zusammenfassung der letzten Wochen.

49. Fehler: Annahme, die Uhrzeit müsse nicht in den Pflegebericht

Die Berichtsblätter haben in aller Regel folgende Struktur:

Datum	Uhrzeit	Text	HZ

Einige Pflegekräfte schreiben in die Uhrzeitenspalte aber nicht die Uhrzeit, sondern die Schichtform, z. B. FD (Frühdienst) oder SD (Spätdienst) oder Ähnliches.

Datum	Uhrzeit	Text	HZ
19.08.	FD	Herr M. war missmutig.	JK
20.09.	SD	Fr. S. ist heute Mittag gefallen.	HP

Es ist nicht nur völlig unlogisch, in eine Spalte, die die Überschrift »Uhrzeit« trägt, etwas anderes als die Uhrzeit einzutragen. Es kann zudem auch negative Konsequenzen haben, zumindest aber Fragen aufwerfen. Wenn man »FD« statt einer Uhrzeit einträgt, so muss man sich als Leser fragen, wann in den gesamten Stunden, die ein Frühdienst umfasst, ereignete sich das Geschehen oder wurde der Eintrag vorgenommen? Die Spalte sollte immer so gefüllt werden wie vorgesehen, die Uhrzeit sollte also in die Uhrzeitspalte. Nur so lässt sich erkennen, wann der Eintrag erfolgte.

Zudem hat der Mitarbeiter hier eine zusätzliche Absicherung. Wer um 14:20 Uhr einen Eintrag getätigt hat, kann nicht zur gleichen Zeit einen anderen Kunden versorgen oder einen Schaden an einem anderen Ort vermeiden.

50. Fehler: Die Uhrzeit des Geschehens wird in die Uhrzeit-spalte des Pflegeberichts eingetragen

Nachdem in Fehler 49 geklärt wurde, dass immer eine Uhrzeit in die Uhrzeitenspalte gehört, muss hier aufgegriffen werden, welche Uhrzeit gemeint ist.

Datum	Uhrzeit	Text	HZ
26.8.	10:15	Hr. K. wurde vor dem WC am Boden auf dem Rücken liegend aufgefunden ...	JK

Wer so einträgt, lässt die Frage offen, wann der Herr gefunden wurde. In den vorderen Spalten steht immer das **aktuelle** Datum und die **aktuelle** Uhrzeit, also wann der Eintrag in der Dokumentation erfolgte. Wenn dort »10:15 Uhr« steht, bleibt die Frage offen, wann der Herr gefunden wurde.

Wenn ein Kunde um 10.15 Uhr am Boden liegend aufgefunden wird, der Mitarbeiter diesen Kunden versorgt und erst um 11.00 Uhr zur Berichterstattung und Dokumentation kommt, so muss auch »11.00 Uhr« in der Uhrzeitspalte stehen.

Also:

Datum	Uhrzeit	Text	HZ
26.8.	11:00	Hr. K. wurde um 10:15 Uhr vor dem WC am Boden auf dem Rücken liegend aufgefunden ...	JK

51. Fehler: Annahme, Nachträge seien nicht erlaubt

Wer kennt das nicht, der Dienst oder die Tour ist zu Ende, man befindet sich auf dem Weg nach Hause und dann fällt einem noch etwas ein, was man hätte eintragen sollen. Je nachdem, um was es sich handelt, wird man nicht kehrt machen und zur Dokumentation zurückkehren. Man vertagt seinen Eintrag auf den nächsten Dienst oder Einsatz.

Dass man mal etwas nachträgt, ist legitim, es sollte aber die Ausnahme und nicht die Regel sein. Dokumentiert wird ein solcher Nachtrag korrekt, indem man (wie unter Fehler 50 beschrieben) die aktuellen Daten niederschreibt. Will man etwas vom vorherigen Abend eintragen, so muss dies wie folgt geschehen:

Datum	Uhrzeit	Text	HZ
21.8.	11:20	Nachtrag zum 20.8. von 10:45 Uhr Fr. M. hat ...	JK

Wer so vorgeht, handelt korrekt. Der Nachtrag ist erlaubt.

52. Fehler: Maßnahmen werden in den Pflegebericht geschrieben

Vielerorts neigen Pflegekräfte dazu, Maßnahmen einzutragen, die sie bereits anderweitig abgezeichnet haben.

So wird dann beispielsweise eingetragen:

- »Kunde wurde geduscht«
- »Verbandswechsel wurde gemacht«
- »Bett ist bezogen«
- »Mit Salbe eingerieben«

Diese Maßnahmen stellen für einen Außenstehenden aber etwas Besonderes dar, denn sie stehen schließlich als Hinweis im Bericht und nicht nur im Leistungs- oder Durchführungsnachweis. Denn als Außenstehender (Prüfer, Gutachter, Sachverständiger) liest man den Bericht und geht davon aus, dass alles, was dort steht, ein wichtiger Hinweis, eine Abweichung vom Üblichen oder eine Besonderheit ist. Deshalb sind solche Maßnahmeneintragungen eher schädlich als nützlich.

Denn: Wenn die geplante Maßnahme einmal auf dem Durchführungsnachweis abgezeichnet und auch noch im Bericht bestätigt wird, ein anderes Mal aber nicht, so muss man sich fragen, was nun stimmt: Wurde am 10.8. nicht eingecremt, weil es nicht noch einmal im Bericht erwähnt wurde, aber am 9.8. und am 11.8.?

Grundsätzlich sollten ausschließlich die ungeplanten Maßnahmen im Bericht erwähnt werden, nicht aber die geplanten. Wurde also ein Pflegebedürftiger geduscht, weil er es ausnahmsweise heute so wollte oder weil es eine bestimmte Situation erforderlich machte, so sollte dies auch im Bericht erwähnt werden. Ist die Dusche eine für diesen Tag geplante Maßnahme gewesen, gehört sie nicht in den Bericht.

Wurde der Verbandswechsel erneut oder zusätzlich fällig, so gehört diese Maßnahme, inklusive der Hintergründe, in den Pflegebericht. Der geplante und somit übliche Verbandswechsel wird im Bericht sonst nicht erwähnt.

Fazit: Nur abweichende, ungeplante, zusätzliche und ungewöhnliche Maßnahmen finden im Bericht Erwähnung.

53. Fehler: Annahme, wenn nichts war, schreibe man »unauffällig« in den Bericht

Viele Pflegekräfte stehen unter dem Druck, dass sie in regelmäßigen Abständen etwas in den Pflegebericht eintragen sollen – sie wissen aber nicht was. Sie fragen sich, was sie eintragen sollen, wenn sie keine Änderung wahrgenommen haben, wenn also nach ihren Worten »nichts los« war.

Weil sich die Pflegekräfte nicht sicher sind, was sie eintragen sollen bzw. weil sie gezwungen werden, zu bestimmten Zeiten einen Eintrag zu tätigen – obwohl es ggf. nichts zu berichten gibt – kommt es zu so genannten Floskeleinträgen wie z. B.:

- »keine Besonderheiten«,
- »keine besonderen Vorkommnisse«,
- »alles in Ordnung«,
- »Kunde war unauffällig«.

Diese Floskeln wirken jedoch wenig professionell. Zudem bringen sie keinen Nutzen für die nachfolgenden Kollegen. Und als weitaus wichtigere Kritik ist anzubringen, dass diese Einträge Spielraum für Spekulationen lassen. Nehmen wir an, gestern stand nichts im Pflegebericht (man muss schließlich nicht täglich etwas eintragen, s. Fehler 46) und heute steht dort: »keine Besonderheiten«. Dann liegt die Vermutung nahe, dass es gestern eine Besonderheit gab, die nicht eingetragen wurde. Denn warum sollte man am Vortag nichts eintragen und am folgenden Tag »keine Besonderheit« eintragen, wenn es gestern auch schon keine Besonderheit gab, dies aber so nicht eingetragen wurde.

Sie sehen, einmal einen solchen Floskeleintrag zu tätigen und am anderen Tag wieder nicht, bringt nur Ungereimtheiten mit sich.

Fazit: Man trägt nur dann etwas in den Pflegebericht ein, wenn etwas zu berichten war. Wenn eine Besonderheit, eine Veränderung oder Auffälligkeit zu beobachten und festzustellen war. Wenn nichts dergleichen war, bleibt der Bericht heute leer.

54. Fehler: Annahme, wenn nichts war, schreibe man »versorgt nach Plan« in den Bericht

Wie in Fehler 53 bereits aufgezeigt, stehen Pflegekräfte unter dem enormen Druck, zu bestimmten Zeiten etwas eintragen zu müssen oder aber häufiger eintragen zu müssen als sie es für erforderlich ansehen. Der eine weicht daher auf den unnötigen Eintrag von Maßnahmen und andere auf Floskeleinträge wie »keine Besonderheiten« aus. Wieder andere schreiben den Standardsatz »versorgt nach Plan«. Nun mag sich der ein oder andere Leser fragen, was daran verwerflich ist. Es klingt doch durchaus positiv, einen Pflegebedürftigen nach Plan zu versorgen. Vom Grundsatz her ist die Aussage auch richtig. Nur im Gesamtkontext eines Pflegeberichtes wirft die Aussage »versorgt nach Plan« wiederum unnötige Fragen auf.
Was war z. B. vor zwei Tagen, als im Bericht nicht »versorgt nach Plan«, sondern nichts stand? Wurde der Kunde an diesem Tag anders versorgt, aber man hat es nicht eingetragen? Wird der Kunde nur an den Tagen, an denen es im Bericht erwähnt wird, nach Plan versorgt und an den anderen Tagen nicht?

Fazit: Man müsste den Eintrag »versorgt nach Plan« entweder täglich eintragen (unsinniger Mehraufwand) oder man lässt ihn generell weg. Diesen Satz einmal einzutragen und dann tagelang wieder nicht, wirft nur Fragen auf und schafft Ungereimtheiten. Der Bericht ist für Außergewöhnliches da, nicht für die Norm.

55. Fehler: Annahme, der Bericht müsse kurz und knapp sein

Im Bemühen, möglichst schnell mit der Berichterstattung fertig zu werden, werden die Einträge so kurz wie möglich gehalten. Es wird versucht, die Situation mit kurzen Sätzen und zusammenfassenden Adjektiven darzulegen. Hier einige Beispiele:

- »Fr. M. war verwirrt.«
- »Hr. S. hat gut gegessen.«
- »Fr. L. hat wenig getrunken.«
- »Hr. K. war durcheinander.«
- »Hr. D. war heute aggressiv.«

- »Wunde von Fr. G. sieht gut aus.«
- »Fr. R. geht es heute nicht gut.«
- »Der AZ von Hr. T. ist schlecht.«

Zugegeben, diese Sätze sind kurz und scheinen auf den ersten Blick prägnant. Aber was bedeuten sie?

Was heißt »verwirrt«? Hat die Frau nach ihren Kindern gesucht oder nach dem vor Jahren verstorbenen Mann? Oder hat sie die Lebensmittel für schlechte Zeiten in die Handtasche gesteckt?

Was bedeutet »gut gegessen«? Hat die Person sauber und ordentlich mit Besteck gegessen? Oder hat die Person den Teller leer gegessen, oder wollte die Person noch einen Nachschlag?

Was heißt »wenig getrunken«? Hat die Person nur ein Glas getrunken, nur 100 ml, nur einen Schluck oder nur 500 ml am Tag?

Was bedeutet »aggressiv«? Hat die Person getreten, gespuckt, gebissen, geschrieen, andere beschimpft oder sonst irgendwie attackiert?

Und was heißt »Wunde sieht gut aus«? Kann eine Wunde überhaupt gut aussehen? Und wenn ja, was gefällt der Pflegekraft daran? Ist der Wundrand nicht gerötet, gut durchblutet, nicht mehr erhaben oder wulstig? Ist kein Exsudat mehr vorhanden oder riecht die Wunde nicht, zeigen sich Granulationen oder ist der Durchmesser um 0,5 cm zurückgegangen?

Was sagt einem der Eintrag »Fr. R. geht es heute nicht gut«? Was geht nicht gut? Ist der Dame schwindelig, hat sie Kopfschmerzen, bleibt sie im Bett oder ist der Blutdruck abgefallen?

Der Eintrag »AZ ist schlecht« ist völlig undurchsichtig, denn hier weiß man am Ende gar nichts. Denn ein AZ (Allgemeinzustand) besteht aus mehreren Parametern: Puls, Blutdruck, Gesichtsfarbe, Ansprechbarkeit, Wahrnehmungs-, Reaktions- und Denkvermögen.

Auch wenn man immer bestrebt ist, kurz und knapp zu schreiben, solche oder ähnliche Sätze wie oben werden nie genügen. Man kann das Verhalten eines Menschen oder die Veränderung, die bei ihm festzustellen ist, nicht in drei Worten präzise darlegen. Solche Sätze werfen mehr Fragen auf als sie beantworten. Und man stellt sich sofort die Frage: »Was war da genau los«?

Wer einen solchen Kurzsatz einträgt, weiß in dem Moment und evtl. noch einige Tage später, was los war. Auch der Kollege, der den Kunden kennt, weiß mitunter, was gemeint ist. Aber das reicht nicht. Die Dokumentation ist für lange Zeit aufzubewahren. Lesen Sie einmal Einträge, die sie vor vier Monaten oder vor zwei Jahren getätigt haben und versuchen Sie aus diesen Einträgen zu erkennen, was damals los war.

Können Sie bei Einträgen, die Monate oder Jahre her sind, noch die folgenden Fragen beantworten: Was war los? Was habe ich gesehen? Was konnte ich vor Ort wahrnehmen? Bei Sätzen wie oben wird es Ihnen nicht gelingen.

Würde man statt »verwirrt« schreiben: »Hat ihre Tochter nicht erkannt«, wüsste man auch nach Jahren noch, was los war. Würde man statt »aggressiv« schreiben: »Hat mich mit dem Stock bedroht, als ich ihn ins Bad bringen wollte«, wüsste man Jahre später noch, wie sich die Situation begab.

Fazit: Dreiwortsätze sind knapp, aber nicht nachvollziehbar und selbst für den, der den Satz geschrieben hat, nach einiger Zeit nicht mehr aufschlussreich. Man muss sich schon die Mühe machen, das, was vor Ort wahrgenommen wurde, exakt so niederzuschreiben. Schreiben Sie immer genau das, was Sie wahrnehmen (sehen, hören, riechen, schmecken, fühlen) und nicht, was Sie denken. Schreiben Sie immer so, dass keine Fragen offen bleiben.

56. Fehler: Annahme, selbstverständliche Maßnahmen gehörten nicht in den Bericht

Wenn ein Pflegebedürftiger erbricht, wird ihm selbstverständlich geholfen. Er wird ggf. gesäubert und erhält in seiner misslichen Situation Beistand. Wenn ein Pflegebedürftiger einnässt, bekommt er selbstverständlich ebenfalls Hilfe, er wird gesäubert und die Wäsche wird gewechselt. Ein anderer Pflegebedürftiger weint und die Pflegekraft nimmt sich Zeit für ein Gespräch und spendet Trost. Die Ferse eines Pflegebedürftigen ist an der Auflagefläche gerötet und die Pflegekraft wird selbstverständlich diese Stelle freilagern, um Schäden der Haut zu vermeiden.

Hat ein Pflegebedürftiger Schmerzen, wird selbstverständlich der Ursache nachgegangen und die Pflegekraft unterstützt und hilft im Rahmen ihrer Möglichkeiten. Fällt ein Pflegebedürftiger, so wird nach ihm gesehen, er wird befragt. Und selbst wenn der Sturz ohne Folgen blieb, fragt die Pflegekraft später noch einmal nach, wie es dem Gestürzten geht.

Das alles sind alltägliche Situationen in der Pflege und Reaktionen der Pflegekräfte, die als selbstverständlich angesehen werden. Das Problem dieser selbstverständlichen Reaktionen und Handlungen ist, dass sie, eben weil sie so selbstverständlich erscheinen, nicht in den Pflegebericht eingetragen werden. Für einen Außenstehenden liest sich dieser Pflegebericht dann aber entsprechend nüchtern. Die Pflege wirkt schnell wenig sorgsam und evtl. sogar nachlässig. Hier einige Beispiele für eine verkürzte Darstellung der oben genannten alltäglichen Situationen:

- »Hr. L. hat erbrochen.«
- »Fr. S. hat eingenässt.«
- »Fr. E. hat Schmerzen.«
- »Ferse von Hr. T. ist gerötet.«

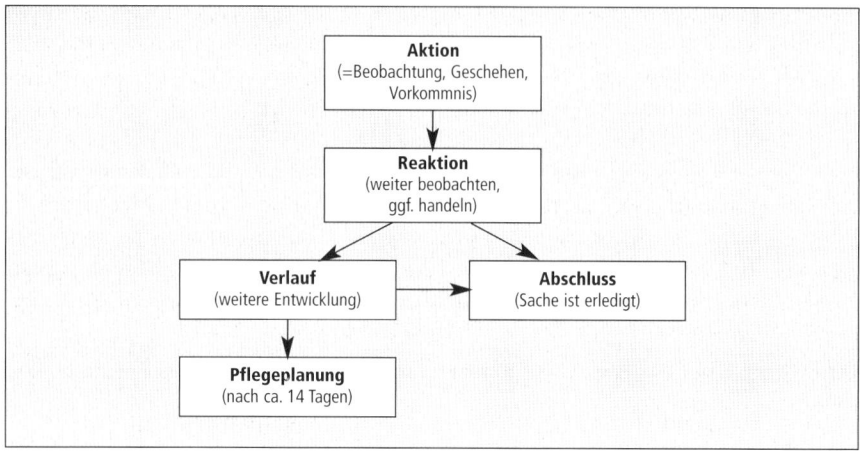

Abb. 5: Aktion und Reaktion im Pflegebericht.

Es wird also lediglich kurz die Situation dargestellt, die Reaktion der Pflegekräfte aber fehlt. Und wenn diese Reaktion oder Handlung der Pflege nicht im Bericht erwähnt wird, scheint es, als hätten die Pflegekräfte nichts getan.

Fazit: Jede Feststellung im Pflegebericht (Aktion) erfordert eine Reaktion (Handlung) seitens der Pflegekräfte. Dies sollte so lange fortgesetzt werden, bis die Angelegenheit erledigt ist (s. Abbildung 5).

57. Fehler: Annahme, Zitate gehörten nicht in den Bericht

Pflegekräfte sind nicht nur ständig bemüht, die Dokumentation kurz zu halten, sie suchen auch immer nach wohlklingenden Formulierungen. Aber wenn ein Kunde sie mit barschen Worten betitelt, wollen sie den Originalwortlaut im Bericht nicht wiederholen. Aber genau dieser Wortlaut entspricht der wahren Aussage des Kunden. Falsch wäre es, die Aussage zu umschreiben, z. B. mit: »Hr. M. war aggressiv« (s. auch Fehler 55). Oder ein Arzt möchte mit dem Hinweis auf das Geburtsdatum keine Therapie einleiten. Die Pflegekräfte scheuen sich auch hier, den Originalwortlaut niederzuschreiben. Sie schreiben stattdessen: »Arzt war zur Visite, keine Änderung«.

Es bleibt einer Pflegekraft selbst überlassen, ob sie umschreibt oder im Original zitiert. Ich meine, man sollte es sich angewöhnen, immer die Wahrheit zu schreiben und zur Wahrheit gehört es nun einmal, dass Gehörte niederzuschreiben.

Wenn der Kunde sagt, er habe die ganze Nacht kein Auge zugetan, so steht es der Pflegekraft nicht zu, diese Aussage in Zweifel zu ziehen. Zumindest nicht, wenn sie die wahren Umstände nicht kennt, wenn sie also in der Nacht nicht dabei war. So kann es vorkommen, dass der Nachtdienst einträgt: »Fr. K. hat bei allen drei Rundgängen geschlafen« und Frau K. aber am Morgen sagt, sie habe kein Auge zugetan. Oder die Tochter sagt zuhause: »Meine Mutter hat gut geschlafen, sie hat die ganze Nacht geschnarcht«, doch die Mutter äußert: »Ich bin so müde, ich habe heute Nacht kaum geschlafen«.

Andere Beispiele: Fr. L. gibt an, dass ihr 20 Euro weggekommen sind. Fr. P. sagt, sie habe heute Nacht einen fremden Mann im Zimmer gesehen.

Das alles sind Aussagen, die schwer überprüfbar sind und deshalb nur als Zitat, nicht aber als Feststellung geschrieben werden können. Schreiben Sie also bitte nicht, dass Frau L. bestohlen wurde oder Frau P verwirrt ist.

Fazit: Wenn man die Wahrheit nicht kennt oder überprüfen kann, muss man das Gehörte originalgetreu zitieren.

58. Fehler: Im Pflegebericht wird alles Mögliche eingetragen

Auch wenn ich in den vorangegangenen Fehlern verdeutlicht habe, dass die Wahrnehmung sehr wichtig ist und dass Sie wahrheitsgemäß dokumentieren müssen, so ist dennoch nicht alles, was Sie wahrnehmen können, auch wirklich pflegerelevant. Hier einige Beispiele:

»Sohn war zu Besuch«. Dieser Eintrag an sich ist nicht pflegerisch relevant. Relevant wird er erst, wenn der Bezug zum Pflegebedürftigen dargestellt wird, dieser sich z. B. freute, ärgerte o. Ä.

»Fr. R. war beim Friseur«. Dieser Eintrag ist unnütz, wenn die pflegerische Relevanz nicht hergestellt wird. Die ist erst dann gegeben, wenn sich Frau R. über die Preise aufgeregt hat oder jedem stolz ihre neue Frisur zeigt, oder weil sie sich so wohler fühlt etc.

»Fußpflege war da«. Auch dieser Eintrag ist überflüssig, stellt man den Bezug nicht her. Also besser: Herr G. sagt, er könne jetzt besser auftreten oder ist froh, das Hühnerauge los zu sein oder am rechten großen Zehnagel zeigt sich eine Rötung etc.

»Krankengymnastik war da«. Hier gilt die gleiche Begründung wie oben, denn auch bei diesem Eintrag fehlt zunächst die pflegerische Relevanz. Hier sollte noch erwähnt werden, welchen Bezug dieser Eintrag zur Pflege oder zu dem Pflegebedürftigen hat, z. B. dass der Kunde danach erschöpft war und sich hinlegen wollte, dass der Kunde den Weg von A nach B geschafft hat oder dass der Kunde jetzt da oder dort Schmerzen hat etc.

»Fr. P. war alkoholisiert«. Dieser Eintrag scheint auf den ersten Blick pflegerisch relevant, ist es aber nicht automatisch. Auch hier fehlt ein Nebensatz, der die Relevanz für die Pflege verdeutlicht, z. B. dass Frau P. deshalb keine Tabletten verabreicht wurden oder dass sie auf dem Sofa liegen bleiben wollte oder dass sie getorkelt ist und sich den Arm gestoßen hat etc.

»Die Wohnung ist unsauber«. Wenn dies ein ambulanter Dienst feststellt, der lediglich Kompressionsstrümpfe anziehen soll, braucht er den Zustand der Wohnung nicht zu kommentieren.

»Fr. L. war wieder beim Nachbarn«. Was auch immer ein Mitarbeiter damit zum Ausdruck bringen will, es geht ihn eigentlich nichts an, wo Frau L. sich gerade befindet. Es sei denn, man stellt einen pflegerelevanten Bezug her und verdeutlicht, dass Frau L. deshalb nicht versorgt werden konnte oder dass sie deshalb den Besuch des Pfarrers verpasst hat etc.

»Arzt war zur Visite«. Dieser Eintrag ist überflüssig, es sei denn, man wollte etwas damit zum Ausdruck zu bringen, z. B. dass er sich die Wunde angesehen hat oder eine Therapieänderung nicht für nötig erachtet.

Diese Beispiele zeigen eines deutlich: Die Relevanz für die Pflege und Versorgung muss erst durch den Eintrag hergestellt werden, sie ergibt sich nicht automatisch. Es ist nicht Aufgabe der Pflege, darüber Buch zu führen, wer sich wann und wo aufgehalten hat.

59. Fehler: Annahme, auch die eigene Meinung gehöre in den Pflegebericht

Für manche Pflegekräfte ist der Pflegebericht ein Füllhorn an Informations- und Meinungsaustausch. Sie werten, interpretieren und diagnostizieren, ohne sich dessen bewusst zu sein. Hier einige negative Beispiele:

a) Wertung: aggressiv, schlecht drauf, unmöglich, unkooperativ, wieder

b) Interpretation: ausreichend, regelmäßig, oft, häufig, manchmal, selten, viel, wenig, besser, schlechter

c) Med. Diagnosen: Pilz, Harnwegsinfekt, Ekzem, Dermatitis, verstorben

zu a) Mit wertenden Einträgen (z. B. »aggressiv«) löst man auch beim nachfolgenden Kollegen etwas aus. Wie geht dieser zu dem Kunden hin, wenn er nur die Information hat, der Kunde sei »aggressiv«? Nicht nur Aggressivität zeigt sich in unterschiedlichen Facetten (s. auch Fehler 55). Dass jemand schlecht gestimmt ist, kann man weder sehen noch hören. Man sieht einen Menschen, der nicht lächelt und sich ggf. in irgendeiner Art und Weise äußert. Ein Mensch verhält sich auch nicht »unmöglich«, sondern er tut etwas, er tritt z. B. seinen Hund oder ärgert den Nachbarn oder wirft Gegenstände auf den Boden etc.

zu b) Interpretationsfähige Begriffe werfen mehr Fragen auf als sie beantworten. Was ist »häufig«? Einmal pro Schicht oder einmal pro Woche? Was ist »wenig«, was bedeutet »schlecht« etc.?

zu c) Medizinische Diagnosen zu stellen ist der Pflege, wie landläufig bekannt ist, verboten. Dennoch werden von Pflegekräften immer wieder medizinische Diagnosen erhoben. Die Pflege hat aber ihre Wahrnehmung weiterzuleiten und zu dokumentieren, nicht ihre Meinung. Bleibt man bei der Wahrheit, also bei allem, was man messen und wahrnehmen (sehen, hören, riechen, schmecken, fühlen) kann, so wird man zugeben müssen, dass man einen Pilz nicht sehen kann. Man sieht ggf. nur die Veränderung der Haut. Einen Harnwegsinfekt kann man ebenfalls nicht sehen. Man sieht ggf. die Veränderung der Urinfarbe. Ein Ekzem oder eine Dermatitis kann man auch nicht sehen, sondern nur die Hautveränderung. Auch im Falle eines vermeintlichen Todes sieht man diesen nicht. Vielmehr stellt man verschiedene Parameter fest wie Puls, Blutdruck, Atmung, den Körper in seiner Schlaffheit. In Deutschland darf nur der Mediziner den Tod feststellen.

60. Fehler: Hinweise für Kollegen werden im Pflegebericht notiert

Dass der Bericht fälschlicherweise für alles Mögliche genutzt wird, habe ich bereits dargestellt. Es bleibt aber auch nicht aus, dass Hinweise an Kollegen geschrieben werden. Das können Arbeitsaufträge sein, z. B. dass das Bett noch bezogen werden muss oder Arbeitshinweise wie die, dass Herr M. eine geschlossene Windel tragen soll oder schlichtweg Profilierungsversuche wie: »Von mir ließ sich Fr. S. duschen« oder: »Heute gut gecremt« oder: »Beine gründlich gewaschen« etc.
All diese Einträge sind weder pflegerelevant noch dienen sie unbedingt dem nachfolgenden Kollegen. Des Weiteren stehen sie nicht gerade für eine professionelle Vorgehensweise oder Kollegialität.
Arbeitsaufträge, die eher darauf hinweisen, dass die vorangegangene Schicht ihre Arbeit nicht getan hat, sind ebenfalls unprofessionell und sollten auf anderer Ebene abgehandelt werden.
Wenn Arbeitshinweise für den nächsten Dienst anfallen, so muss man einen anderen Ort der Eintragung finden, z. B. ein Terminbuch. Der Pflegebericht ist jedenfalls nicht dafür gedacht.
Der Bericht ist ebenfalls nicht dazu da, sich zu profilieren. Dass der Pflegebedürftige sich heute hat duschen oder eincremen lassen, ist ein Erfolg für die Pflege insgesamt und nicht der eines Einzelnen.
Wenn man Kollegen pflegerelevante Hinweise geben will, so gehören diese auch in den Bericht. Alles andere (s. auch Fehler 58) hat in einer professionellen Berichterstattung nichts zu suchen.

6 Sonstige Dokumentationsblätter und Grundsätze

61. Fehler: Wenn Informationen fehlen, schreibt man auch nichts

Gerade in den ersten Stunden und Tagen der Versorgung eines Kunden liegen noch nicht alle Informationen vor. Das gilt beispielsweise für die Anamnese. Diese soll binnen 24 Stunden abgeschlossen werden (s. auch Fehler 38), zu einer Zeit also, in der man längst nicht alle Informationen beieinander hat. Das gilt oft auch für die Spalte »Unverträglichkeiten/Allergien«, die meist auf dem Stammblatt vorgesehen ist. Hier kann man erst dann etwas eintragen, wenn man die nötigen Erkenntnisse hat.
Ein Grundsatz der Dokumentation lautet: Lückenlose Führung. Will man diesem Grundsatz Genüge tun, muss man tatsächlich alle Spalten wahrheitsgemäß füllen. Sind also keine Erkenntnisse über mögliche Allergien vorhanden, so trägt man das eben so ein. Das Gleiche gilt auch für die Anamnese. Wenn man über eine Rubrik noch nichts weiß oder keine Angaben erhält, so muss man dies genau so eintragen, z. B.: »keine Hinweise bekannt«, »keine Besonderheiten zu beobachten« oder »keine Angaben hierzu erhalten«.

62. Fehler: Jede Verrichtung wird im Leistungsnachweis einzeln abgezeichnet

Die Dokumentation nimmt heute einen enormen Stellenwert in der Pflege ein. So manche Pflegekraft hat den Eindruck, dass die Dokumentation wichtiger sei als der Kunde oder dass für die Dokumentationsführung mehr Zeit aufgewendet werde als für den Pflegebedürftigen selbst. Beides ist sicherlich übertrieben. Diese Aussagen sind durch die Annahme begründet, dass jede einzelne Verrichtung in der Pflege auch einzeln abgezeichnet werden muss. So geschieht es, dass Pflegekräfte für eine übliche grundpflegerische Versorgung am Morgen bis zu 17 Handzeichen setzen müssen, von Gesichtwaschen über Haarekämmen bis hin zur Teilkörperwäsche und zum Bettmachen. Es gibt keine Regelung dafür, dass man jede einzelne Handlung auch einzeln quittieren muss. Deshalb muss diese Vorgehensweise, die in vielen Pflegeeinrichtungen Einzug gehalten hat, kritisch hinterfragt werden. Warum sollte man das Kämmen der Haare mit einem Handzeichen bestätigen? Oder das Richten des Bettes oder ähnliche Dinge, die nicht nachweispflichtig sind?

In der MDK-Anleitung zur Prüfung der Qualität nach §§ 112, 114 SGB XI ist zu lesen, was in einem Leistungsnachweis abzuzeichnen ist. Dort steht nichts davon, dass jede Einzelleistung darunter fällt. Im Gegenteil, es ist sogar von Leistungskomplexen die Rede (stationär unter Punkt 14.10 und ambulant bei Punkt 12.13). Es heißt konkret: *»Wird die Durchführung der geplanten Maßnahmen dokumentiert und von den durchführenden Mitarbeitern mit Handzeichen bestätigt?*
a. alle durchgeführten Maßnahmen/Maßnahmenkomplexe abgezeichnet
b. Datum und tageszeitliche Zuordnung ersichtlich
c. Abzeichnung durch durchführende Mitarbeiter
d. zeitnah abgezeichnet
Die Durchführung der Pflegemaßnahmen wird mit Handzeichen und Uhrzeit zeitnah (am Tag der Leistungserbringung) auf dem Durchführungskontrollblatt/Leistungsnach-weis von den durchführenden Mitarbeitern dokumentiert. Routinemaßnahmen kön-nen am Ende einer Schicht dokumentiert werden, Besonderheiten sind unmittelbar zu erfassen.«
Bei der Behandlungspflege, den Prophylaxen und der nachweispflichtigen Grund-pflege sieht das etwas anders aus. Das bedeutet, dass man sicher mehr als ein Hand-zeichen, aber bestimmt keine 17 setzen muss. Auch wenn heutzutage viele nach der

Tabelle 5: Leistungskomplexe schnüren und gesammelt quittieren.

Vorher		Nachher	
Leistung	Hand-zeichen	Leistung	Hand-zeichen
Aufstehen aus dem Bett	JK	Aufstehen aus dem Bett	
Hilfe beim Gehen (zum Bad)	JK	Hilfe beim Gehen (zum Bad)	
Wasser lassen	JK	Wasser lassen	
Inkontinenzmaterialwechsel	JK	Inkontinenzmaterialwechsel	
Entkleiden	JK	Entkleiden	
Ganzkörperwäsche	JK	Ganzkörperwäsche	
Eincremen/Hautpflege	JK	Eincremen/Hautpflege	JK
Ankleiden	JK	Ankleiden	
Zahnprothese reinigen	JK	Zahnprothese reinigen	
Rasur	JK	Rasur	
Haare kämmen	JK	Haare kämmen	
Bett machen	JK	Bett machen	
Zum Frühstückstisch begleiten	JK	Zum Frühstückstisch begleiten	
Frühstück richten	JK	Frühstück richten	
Medikamente verabreichen	BR	Medikamente verabreichen	BR

Lösung zur Entbürokratisierung suchen – momentan reicht es sicher nicht aus, mit einem Handzeichen die komplette Schicht zu quittieren.

Solange keine reine Bezugspflege in den Einrichtungen Einzug gehalten hat, sind immer noch mehrere Mitarbeiter für einen Pflegebedürftigen tätig. Das Abzeichnen der Leistung wird nach allgemeiner Auffassung der Rechtskundler immer noch als höchstpersönliche Pflicht betrachtet. Es kann nicht angehen, dass Mitarbeiter A eine Leistung erbringt, die Mitarbeiter B dann quittiert. »*Dokumentieren Sie nicht für andere Pflegende oder andere Berufsgruppen.*«[1]

Es ist möglich, sich kleine Komplexe der Leistungserbringung zu schnüren und dieses Paket mit einem Handzeichen zu quittieren, solange nur **eine** Pflegekraft für diesen Komplex tätig war. Ein Beispiel gibt Tabelle 5.

63. Fehler: Die Vitalzeichen werden einmal im Monat erhoben

Immer wieder höre ich in Beratungen und in Seminaren von den Teilnehmern, dass der MDK das Messen der Vitalzeichen mindestens einmal pro Monat gefordert hätte. Das Gleiche gilt übrigens auch für einige Heimaufsichten. Aber weder im Heimgesetz noch in der MDK-Anleitung zur Prüfung der Qualität nach §§ 112, 114 SGB XI ist hierzu etwas zu lesen.

Natürlich sind Vitalzeichen Bestandteil der Krankenbeobachtung und natürlich ist Krankenbeobachtung eine pflegerische Verpflichtung, die keiner gesonderten ärztlichen Delegation bedarf. Aber es ist nirgends festgeschrieben, dass die Vitalzeichen monatlich erhoben werden müssen.

Wenn eine Einrichtung die Vitalzeichen ohne ärztliche Anordnung erhebt, so tut sie das nach eigenem Ermessen. So gibt es Einrichtungen, die einmal wöchentlich einen Status erheben und wieder andere, die dies nur einmal im Quartal tun.

Bei der Erhebung der Vitalwerte sollte jedoch bedacht werden, dass dies nur mit Zustimmung des Pflegebedürftigen geht, z. B. beim Blutzuckermessen, denn für diese Messung muss der Diabetiker schließlich mit einer Lanzette gestochen werden.

Auch wenn es kein Gesetz, keine Bestimmung und Verordnung über Häufigkeiten gibt, so rate ich dennoch zur monatlichen Erhebung.

Man gibt einem Pflegebedürftigen beispielsweise nicht jeden Tag Herz-/Kreislauf-praparate, ohne nachzuschauen, wie es ihm damit geht. Das kann man zwar dem Arzt überlassen, aber ich hätte als Pflegefachkraft auch selbst ein Interesse daran, dass mir nichts entgeht. Zum anderen stellen wir uns – gerade in der Altenpflege – nicht eben ein gutes Zeugnis aus, wenn der Bereitschaftsarzt kommt, die letzten Werte abfragt und die Pflegekraft sagen muss, dass diese bereits sechs Monate alt sind.

---

[1] Pflegen ohne Risiko 05/2005, Punkt 1.5

64. Fehler: Der BMI wird einmal im Monat erhoben

Der BMI (Body Mass Index) lässt erkennen, ob und in welchem Maße ein Kunde unter-, normal- oder übergewichtig ist. Diese Erhebung muss nach Aussage einiger MDK-Mitarbeiter regelmäßig monatlich geschehen. Bei Unter- oder Übergewicht sind dann entsprechende Maßnahmen zu ergreifen.

Auch der MDS (Medizinischer Dienst der Spitzenverbände der Krankenkassen) hat sich in seiner Grundsatzstellungnahme »*Ernährung und Flüssigkeitsversorgung älterer Menschen*« klar für die Erhebung des BMI ausgesprochen.

Die Experten dort gehen sogar so weit, dass sie die Ermittlung der Körpergröße in vielen Fällen fordern, auch bei Menschen mit körperlichen Einschränkungen, Deformationen und sogar Bettlägerigen: »*Die Messung der Körpergröße wird üblicherweise stehend durchgeführt. Praktische Probleme ergeben sich bei Personen mit deutlichen Haltungsschäden durch starke skoliotische Veränderungen der Wirbelsäule, bei immobilen Personen und bei Personen mit Kontrakturen oder Amputationen der unteren Extremitäten. Ist aufrechtes Stehen nicht möglich, kann die Messung auch im Liegen mit ausreichender Genauigkeit durchgeführt werden.*

Alternativ bietet sich u. a. die Messung der Kniehöhe an. Hierzu wird bei dem in ca. 90° gebeugtem Knie der Abstand zwischen Ferse und Knie gemessen.«

Diese Aussagen haben in der Altenpflege eine enorme Diskussion entfacht und viele Einrichtungsleitungen haben ihre Pflegekräfte angewiesen, dass die Messungen, gleich unter welchen Umständen, regelmäßig zu erfolgen haben.

Aber die Grundsatzstellungnahme ist eine Stellungnahme und nicht automatisch eine Verpflichtung für Pflegeeinrichtungen. Bei keinem Kunden muss der BMI ermittelt werden. Und wenn ein Kunde sich weigert, muss noch nicht einmal das Gewicht erhoben werden.

Eine Einrichtung sollte **nicht** unter allen Umständen versuchen, den BMI zu ermitteln. Nicht bei Menschen mit körperlicher Fehlhaltung, mit Kontrakturen an großen Gelenken, nicht bei Bettlägerigen und schon gar nicht nach der Messmethode »Ferse zu Knie«. Selbst Pathologen, die eine große Erfahrung in der Bestimmung der Körpergröße anhand gefundener Körperteile haben, sind nicht in der Lage, mit diese Messmethode eine zweifelsfreie Aussage über die Köpergröße zu treffen. Wie soll dies einer Pflegekraft gelingen?

65. Fehler: Auf den Lagerungsprotokollen wird eine ungefähre Zeitangabe vermerkt

Insbesondere in stationären Pflegeeinrichtungen sind viele Lagerungs- und/oder Bewegungsprotokolle im Einsatz. Auf diesen Protokollen wird, neben der erbrachten Leistung (Lagerung rechts, links oder Rücken) und der Bewegung (aktiv, passiv) auch das Datum, das Handzeichen und die Uhrzeit notiert. Gerade bei den Uhrzeiten zeigen sich große Defizite.

Viele Pflegekräfte achten nicht auf die genaue Zeit und schreiben diese nur näherungsweise auf. Die Folge ist, dass auf verschiedenen Protokollen von unterschiedlichen Pflegebedürftigen die gleiche Zeit steht. Wenn beispielsweise bei fünf Bewohnern als Lagerungszeitpunkt 13:00 Uhr steht, stellt sich die Frage, wo die Pflegekraft um 13:00 Uhr tatsächlich war. Bei Bewohner A, B oder C oder war sie evtl. ganz woanders?

Die genaue Uhrzeit spielt sicher nicht immer eine Rolle. Aber wie glaubhaft wirkt eine Dokumentation, wenn sie so ungenau geführt wird? Wie will man als Mitarbeiter die Frage beantworten, wo man zu einer bestimmten Zeit war, wenn die Dokumentation nicht die richtige Antwort liefert?

Erst wenn etwas geschieht, benötigt man ggf. korrekte Zeitangaben. Wird ein Bewohner tot aufgefunden, stellt sich evtl. schnell die Frage, wo der Nachtdienst in einer bestimmten Zeitspanne war. Aber diese Fragen tauchen meist erst sehr viel später auf, am nächsten Tag, in der nächsten Woche oder – wenn es sich um ein Verfahren handelt – auch Monate oder Jahre später. Wie will man die Frage, wo man sich zum fraglichen Zeitpunkt befunden hat, dann noch realistisch beantworten? Hierzu bedarf es der Dokumentation als Gedächtnisstütze. Doch wenn bei fünf Bewohnern die gleiche Uhrzeit steht, ist die Gedächtnisstütze nichts wert.

Fazit: Egal, um welche Protokolle, Notizen oder Aufzeichnungen es sich handelt – notieren Sie immer die aktuelle Uhrzeit, keine geschätzte und auch keine annähernde.

66. Fehler: Das Dekubitusrisiko wird mindestens monatlich erhoben

Das Dekubitusrisiko ist nur eines von vielen Risiken, denen ein Pflegebedürftiger unterliegen kann. Das Risiko soll aber nicht nach der persönlichen Einschätzung einer Pflegekraft ermittelt werden, sondern anhand anerkannter Methoden und Instrumente. Dazu gibt es wissenschaftlich begleitete und fundierte Messskalen wie z. B. die Norton-Skala, die Braden-Skala, die Medley-Skala oder die Waterlow-Skala. Eine dieser Skalen muss herangezogen werden, um das Dekubitusrisiko eines Pflegebedürftigen adäquat einzuschätzen und daraus entsprechende Handlungen abzuleiten. In der

MDK-Anleitung zur Prüfung der Qualität nach §§ 112, 114 SGB XI ist (Punkt 16.1 stationär und Punkt 14.1 ambulant) zu lesen: »*Die Einschätzung des Dekubitusrisikos sollte bei allen Pflegebedürftigen erfolgen, bei denen eine Gefährdung nicht ausgeschlossen werden kann, unmittelbar zu Beginn des pflegerischen Auftrags und danach in individuell festgelegten Abständen sowie unverzüglich bei Veränderungen der Mobilität, der Aktivität und des Druckes u. a. mit Hilfe einer standardisierten Einschätzungsskala.*«

Die Frage, wie oft diese Skala bei einem Pflegebedürftigen zu erheben ist, kann also nicht eindeutig beantwortet werden. Es gibt hierüber keine gesetzliche oder verbindliche Definition. Einige MDK-Mitarbeiter verlangen, dass die Skala bei jedem Pflegebedürftigen mindestens monatlich ausgefüllt werden muss. Dies ist, insbesondere bei einem relativ selbstständigen und mobilen Menschen, nicht ganz nachvollziehbar und gemäß vorliegendem einheitlichem Prüfkatalog auch nicht erforderlich.

Ich würde die Ermittlung des Risikos anhand einer Skala eindeutig davon abhängig machen, wie dieser Pflegebedürftige eingestuft ist, also ob Stufe III, II oder I, und wie mobil dieser Mensch ist. Natürlich muss bei jeder gravierenden gesundheitlichen Änderung auch das Risiko erneut mit Hilfe einer Skala betrachtet werden. Abbildung 6 zeigt ein Flussdiagramm, das zum Ausfüllen der Skala herangezogen werden kann.

67. Fehler: Annahme, das Dekubitusrisiko müsse mit der Braden-Skala erhoben werden

Noch vor wenigen Jahren gab es keine anerkannte Skala zur Ermittlung des Dekubitusrisikos. Dann, in den 90er Jahren kam die Norton-Skala. Sie hatte ihren Ursprung in der Krankenpflege und wurde für die Altenpflege adaptiert. Seit Anfang 2000 wird in der Altenpflege nun die Braden-Skala favorisiert.

Viele Altenpflegeeinrichtungen, die bereits seit mehr als einem Jahrzehnt Erfahrung mit der Norton-Skala gesammelt haben, berichten, dass der MDK-Mitarbeiter gesagt habe, in der Altenpflege müsse die Norton-Skala durch die Braden-Skala ersetzt werden. Diese Aussage ist nicht nachvollziehbar, denn es gibt keine Vorgabe, nach welcher Skala eine Einrichtung das Dekubitusrisiko bei ihren Kunden erhebt. Die Einrichtung ist frei in der Auswahl des Instrumentes und kann das Risiko nach der Norton-, Braden-, Medley-, Waterlow- oder einer anderen anerkannten Skala einschätzen und entsprechende Maßnahmen daraus ableiten. Dies ist auch nachzulesen in der MDK-Anleitung zur Prüfung der Qualität nach §§ 112, 114 SGB XI (Punkt 14.1 ambulant und Punkt 16.1 stationär): »*Die mit Abstand am häufigsten und in unterschiedlichen Settings getestete Skala ist die Braden-Skala.*«

Das bedeutet aber nicht, dass die am häufigsten verwendete Skala auch die geforderte ist. Auch wenn es keine Bestimmung oder Vorgabe für eine der Skalen gibt, muss man dennoch beachten, wie diese Skalen ausgerichtet sind. Die Norton-Skala beispielsweise passt tatsächlich besser in die Kranken- als in die Altenpflege. Das sieht man bereits an den ersten Spalten, wo das Alter des Klienten eine wesentliche Rolle bei der Vergabe der Punkte spielt. Die Kunden der Altenpflege erhalten hier von vornherein schon die schlechteste Bepunktung, weil sie in der Regel über 60 Jahre alt sind.

Fakt ist aber, dass auch die Norton-Skala geeignet ist und niemand wird gezwungen, die Dekubitusgefahr nach der Braden-Skala einzuschätzen. Aber es gilt zu bedenken, dass die eine Skala möglicherweise besser auf die Klientel passen kann als eine andere.

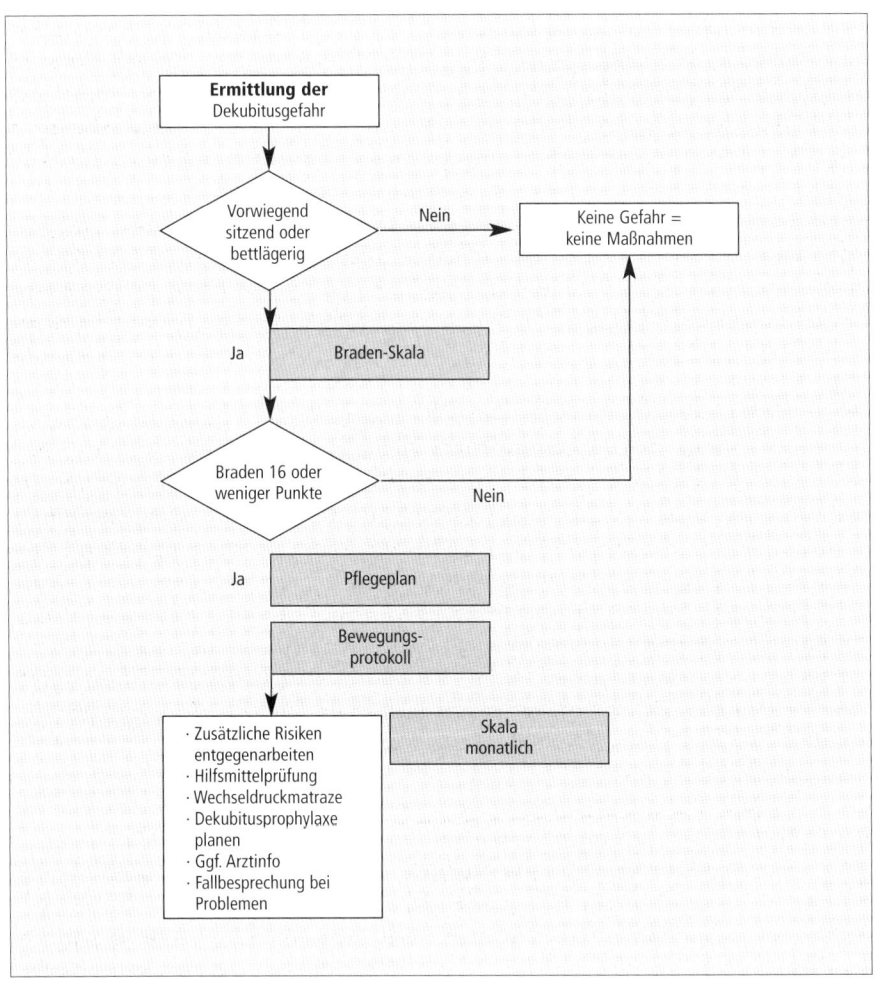

Abb. 6: Risikoerhebung bei Dekubitusgefahr.

68. Fehler: Für jeden Kunden wird eine Biografie ausgefüllt

Die Biografie ist Bestandteil der Pflegedokumentation. Da sie Teil der Dokumentation ist, meinen viele – sowohl Prüfer als auch Einrichtungsmitarbeiter –, dass sie auch bei jedem ausgefüllt sein muss. Was aber, wenn ein Kunde seine persönlichen Daten nicht preisgeben möchte? Wenn er keine Angaben macht über Herkunft, Beruf, soziale Kontakte, Gewohnheiten und Lebenslauf? Oder aber, wenn der Kunde keine Angaben mehr machen kann und die Bekannten oder Verwandten nur vage Bescheid wissen?

Viele Pflegekräfte tragen hier über einen langen Zeitraum alle möglichen Erkenntnisse zusammen, weil sie wissen, dass die Biografie ausgefüllt sein muss, wenn der MDK kommt.

Grundsätzlich gilt es aber zu beachten, dass Menschen selbstbestimmt sind. Möchte ein Kunde keine Auskünfte erteilen, so ist diese Aussage schlicht in der Biografie zu vermerken.

Der Wunsch des Kunden, keine Auskünfte über sein Leben preiszugeben, ist dabei auch vom MDK zu respektieren. Das Gleiche gilt, wenn der Kunde nicht mehr selbst für sich sprechen kann und die Angehörigen oder Freunde und Bekannte keine Angaben machen können oder möchten. Dies kann auch in der MDK-Anleitung zur Prüfung der Qualität nach §§ 112, 114 SGB XI nachgelesen werden (ambulant Punkt 12.5 und stationär Punkt 14.4):

Die Frage ist als erfüllt zu beantworten, *»wenn biografische Angaben nicht ermittelt werden konnten und dies nachvollziehbar in der Pflegedokumentation begründet ist.«*
Pflegekräfte sind zudem nicht berechtigt, vertrauliche Informationen einfach für alle an der Pflege Beteiligten offen zugänglich zu machen. Wenn ein Kunde einer Pflegekraft ganz persönliche Informationen anvertraut, so muss die Pflegekraft diese Informationen für sich behalten. Sind es für die Pflege relevante Daten, so muss der Kunde befragt werden, ob er einer selektiven Weitergabe (Dokumentation) der Informationen an die Pflegekollegen zustimmt.

Und zuletzt muss bedacht werden: Kunden, die nicht gesetzlich versichert (s. Fehler 93) und nicht pflegebedürftig sind, werden vom MDK nicht überprüft. Somit muss für diese Kunden rein formal auch keine Biografie vorgehalten werden.

69. Fehler: Annahme, die zuständige Pflegekraft müsse in der Pflegedokumentation genannt werden

Die Bereichs- und Bezugspflege wurde in den vergangenen Jahren immer öfter in den Einrichtungen der Altenhilfe angestrebt und wird teilweise auch schon gut umgesetzt. In ambulanten Einrichtungen gelingt dies bereits besser als stationär, was allerdings der Gesamtsituation geschuldet ist.

Im ambulanten Dienst hat man bereits automatisch eine 1:1-Situation: Eine Pflegekraft ist in einer Tour für mehrere Kunden eingeteilt. Wenn sie sich im Haushalt befindet, ist sie meist für alle Belange des Kunden persönlich zuständig, zumindest aber direkter Ansprechpartner. Das ist stationär anders und eine Bezugspflege findet hier deshalb nur selten statt. Im Heimbetrieb ist eine Gruppe von Mitarbeitern über den Tag verteilt für eine Gruppe von Bewohnern zuständig. So kann es sein, dass Mitarbeiter A den Bewohner aus dem Bett holt, ihm beim Waschen und Ankleiden hilft und Mitarbeiter B die Behandlungspflege übernimmt, während Kollege C zur Mittagszeit das Essen anreicht. Die dazwischen liegenden erforderlichen Toilettengänge werden ebenfalls von unterschiedlichen Mitarbeitern durchgeführt. Immer noch sind viele Einrichtungen der Meinung, dass dies nicht zu ändern sei.

Andere Einrichtungen haben es aber geschafft, wenigstens eine Bereichspflege einzuführen, und der nächste Schritt ist dann die Bezugspflege. Wenn nun ein Mitarbeiter für einen Kunden zuständig ist oder zumindest die Zuordnung der Pflegedokumentationen zu den Mitarbeitern stattgefunden hat, verlangen einige MDK-Mitarbeiter, dass diese Zuordnung der Pflegedokumentation zu entnehmen sein muss. Das ist gemäß MDK-Anleitung zur Prüfung der Qualität nach §§ 112, 114 SGB XI (ambulant und stationär, Punkt 4.1) wie folgt geregelt:

»Eine nachvollziehbare schriftlich festgelegte Zuordnung von Pflegebedürftigen zu bestimmten Pflegemitarbeitern ist Ausgangspunkt für die Bezugspflege.« Das bedeutet aber nicht, dass der Name auf der Pflegedokumentation stehen muss.

Da es keine Verpflichtung hierzu gibt, muss man anmerken, dass die Einrichtungen hier in der Wahl ihrer Mittel frei sind. Es gibt Einrichtungen, die eine Zuordnung an einer Pinnwand haben oder auf einem Blatt oder (ambulant) auf dem Tourenplan. Das genügt vollkommen. Auf keiner Akte muss der Name eines bestimmten und verantwortlichen Mitarbeiters stehen.

70. Fehler: Das Sturzrisiko wird anhand einer Skala ermittelt

Da das Thema »Sturz« in den vergangenen Monaten in aller Munde war und auch die Fachwelt in den diversen Veröffentlichungen trefflich darüber diskutierte, bleibt es nicht aus, dass auch der MDK in seinen Prüfungen diesbezügliche Empfehlungen ausspricht.

Es gibt keine Verpflichtung, eine Risikoeinschätzung mit einer Sturzrisiko-Skala zu erheben, im Gegenteil – ich persönlich halte viele sogar für unseriös und irreführend. Beim Ausfüllen solcher Skalen merkt man, dass selbst ein bettlägeriger Pflegebedürftiger, der sich nicht mehr bewegen kann, nach dieser Skala stark sturzgefährdet ist. Welche Sturzrisiko-Skala auch genutzt wird, keine ist wissenschaftlich anerkannt. Zudem ist nicht jedes Formular gleichermaßen dafür geeignet, das tatsächliche Sturzrisiko zu ermitteln.

Die Experten, die den Sturzprophylaxestandard im DNQP (Deutsches Netzwerk für Qualität in der Pflege) bearbeiten und begleiten, konnten sich nicht auf eine bestimmte Skala einigen. Es gibt also keine Skala, die die Experten empfehlen oder als die Skala schlechthin ansehen. Nicht, dass solche Skalen an sich unnütz wären, aber Fakt ist, dass keine der existierenden Skalen wissenschaftlich begleitet war oder empirischen Studien standhalten konnte.

Für mich ist nun festzustellen, dass aufgrund fehlender »offiziell gültiger« Sturzrisikoskalen, eine Welle unterschiedlicher Skalen von unterschiedlichen Herstellern produziert wird. Nahezu jeder Hersteller von Pflegedokumentationen erstellt momentan seine eigene Skala. Inwieweit diese sinnvoll, aussagefähig und nützlich sind, sei dahingestellt.

Weil keine der Skalen bestätigt ist oder wissenschaftlich begleitet wurde, ist eben auch keine anerkannt. Man muss also aufpassen, was man sich als Einrichtung hier einkauft. Nur weil die Skalen auf dem Markt erhältlich sind, sind sie noch lange nicht korrekt.

Solange es keine fundierte und nachvollziehbare Skala gibt, sollte man nicht mit den diversen Angeboten, die es auf dem Markt gibt, experimentieren. Mit anderen Worten: Setzen Sie **keine** Skala mit Punktwerten ein, solange keine offiziell anerkannt und verabschiedet ist.

Keiner kommt doch auf die Idee und schätzt das Dekubitusrisiko nach einer Skala ein, die weder anerkannt noch bestätigt ist. Warum sollte das beim Sturz anders sein?

Die MDK-Anleitung zur Prüfung der Qualität nach §§ 112, 114 SGB XI befasst sich nun mit der Fragestellung des Sturzrisikos eines Pflegebedürftigen. Aber hier geht es (Punkt 6.3, stationär und ambulant) nur um die Planung von Sturzprophylaxen und die Etablierung des Expertenstandards. Von einer Sturzrisiko-Skala ist auch dort **nicht** die Rede. Vielmehr wird noch einmal verdeutlicht, dass es diverse Faktoren bei Pflegebedürftigen gibt (s. Fehler 71).

Es wäre also wesentlich sinnvoller, sich Gedanken über bestehende Risiken und deren Ausgleich oder Behebung zu machen, als unsinnige Skalen auszufüllen, deren Ergebnis dann lautet: »*9 Punkte = hohes Sturzrisiko*«. Was besagt diese Aussage und welche Maßnahmen wären erforderlich?

71. Fehler: Eine Sturzrisikoeinschätzung wird unterlassen

Wie bereits gesagt, ist das Thema »Sturz« aus verschiedenen Richtungen betrachtet derzeit sehr brisant. Im vorangegangenen Fehler habe ich angeführt, dass Skalen allein, insbesondere solche mit Punktwerten, nicht sinnvoll sind. Aber das Sturzrisiko aus diesem Grund einfach nicht zu beachten, wäre leichtsinnig.

Das Sturzrisiko eines jeden Menschen ist unterschiedlich und abhängig von verschiedenen Faktoren. Gemäß Expertenstandard des DNQP (Deutsches Netzwerk für Qualität in der Pflege) gibt es u. a. folgende Risikofaktoren (eigene oder von außen einwirkende):

- Funktionseinbußen (Gehbehinderung, Sehschwäche)
- Beeinträchtigung des Gedächtnisses (Vergesslichkeit)
- Erkrankung innerer Organe, die Schwindel/Ohnmacht auslösen
- Ausscheidungsprobleme wie Drangblase/Nykturie
- Angst vor Stürzen (»sich selbst erfüllende Prophezeiung«)
- Hilfsmittelanwendung (z. B. individuelle Rollatornutzung)
- Schuhe/Kleidung generell (z. B. zu groß, zu lang)
- Medikamente (z. B. sedierend, harntreibend)
- Umgebungsgefahren wie Stolperquellen, Treppen, Licht, glatte oder unebene Böden etc.

Diese Faktoren sollten also bei jedem Kunden einzeln betrachtet werden. Dies kann natürlich im Rahmen der Pflegeplanung geschehen. So können die Gehbehinderung und ihre Auswirkungen im Alltag beschrieben werden. Wenn die Gehbehinderung keine Auswirkung hat, wird nur die Ressource benannt. So muss z. B. ein Mensch, der aufgrund eines steifen Kniegelenks das rechte Bein nachzieht und humpelt, nicht zwangsläufig ein Problem damit haben. Es kann sein, dass er dennoch sicher und sturzfrei geht und das seit Jahren. Oder nehmen wir die Blindheit. Nicht jeder blinde Mensch ist automatisch sturzgefährdet. Es kann sein, dass dieser Mensch sich sehr gut zurechtfindet. Es wäre auch unsinnig, diese Menschen kurzerhand als sturzgefährdet zu bezeichnen.

In aller Regel bedarf es keiner Planung, wenn man keine Maßnahmen ergreifen muss. Wenn keine pflegerischen Maßnahmen erforderlich sind, steigt man auch nicht in den Pflegeprozess ein, der bekanntlich dafür da ist, Probleme zu lösen (s. auch Fehler 13 und Abbildung 7).

Zur Erleichterung der Einteilung, ob das individuelle Risiko ein Problem darstellt oder nicht, kann die folgende Skala helfen:

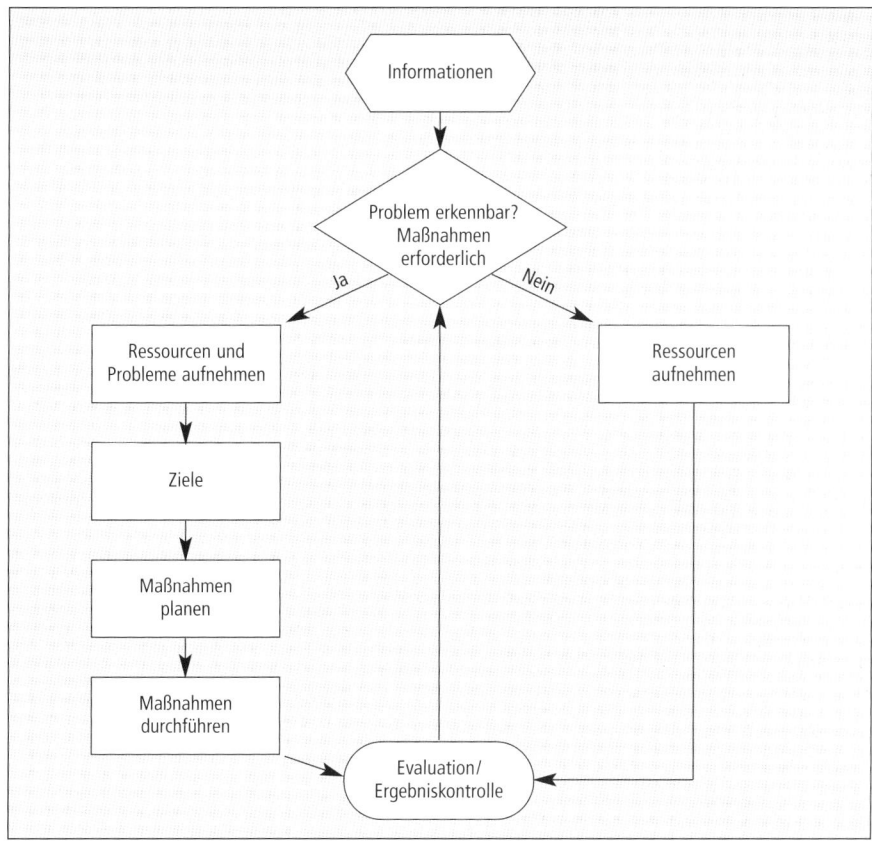

Abb. 7: Der Pflegeprozess

Risikoerhebung beim Kunden

Name: _____ Pflegestufe: _____ Blatt Nr.: _____ Jahr: _____

Der Kunde hat üblicherweise folgende Risikofaktoren:

Risikofaktor	Genauere/nähere Bezeichnung	Angebotene oder ergriffene Maßnahmen	In Planung übernommen
Funktionseinbußen (Gehbehinderung)	☐ Humpeln ☐ Kontrakturen ☐ Gleichgewichtsstörung ☐ Schwäche in den Beinen ☐ Allgemeine Schwäche ☐ Sonstiges: _____	_____ _____ _____ _____ _____ _____	☐ Ja ☐ Nein, weil:
Funktionseinbußen (Sehschwächen)	☐ Keine Brille trotz Sehschwäche ☐ Alte Brille ☐ Nutzt Brille nicht immer ☐ Nahezu erblindet ☐ Tiefenschärfe fehlt (verschätzt Entfernung) ☐ Sonstiges: _____	_____ _____ _____ _____ _____ _____	☐ Ja ☐ Nein, weil:

►►

Risikofaktor	Genauere/nähere Bezeichnung	Angebotene oder ergriffene Maßnahmen	In Planung übernommen
Beeinträchtigung des Gedächtnisses und der Stimmung	☐ Vergisst seine Beeinträchtigung ☐ Erhöhter Bewegungsdrang ☐ Erschwerte Orientierung ☐ Verkennt Gefahren wie: _____ ☐ Depression/Niedergeschlagenheit ☐ Sonstiges: _____	_____ _____ _____ _____	☐ Ja ☐ Nein, weil: _____
Erkrankung innerer Organe, die Schwindel/ Ohnmacht auslösen	☐ Niedriger Blutdruck ☐ BZ-Entgleisungen ☐ Herzrhythmusstörungen ☐ Sonstiges: _____	_____ _____ _____	☐ Ja ☐ Nein, weil: _____
Ausscheidungsprobleme	☐ Drangblase ☐ Nykturie ☐ Diarrhö ☐ Sonstiges: _____	_____ _____ _____	☐ Ja ☐ Nein, weil: _____

▶▶

85

Risikofaktor	Genauere/nähere Bezeichnung	Angebotene oder ergriffene Maßnahmen	In Planung übernommen
Angst vor Stürzen	☐ Besonders bei/wenn: _____	_____	☐ Ja ☐ Nein, weil:
Hilfsmittelanwendung	☐ Unsachgemäß/alt ☐ Vorhandenes nicht genutzt ☐ Sonstiges: _____	_____	☐ Ja ☐ Nein, weil:
Schuhe ungeeignet, Kleidung generell ungeeignet	☐ Folgendes: _____ ☐ Sonstiges: _____	_____	☐ Ja ☐ Nein, weil:
Medikamente (z. B. sedierend)	☐ Folgende: _____	_____	☐ Ja ☐ Nein, weil:
Umgebungsgefahren wie Stolperquellen, Treppen, Licht, glatte oder unebene Böden etc.	☐ Folgendes: _____	_____	☐ Ja ☐ Nein, weil:

Vorliegende Liste und Maßnahmen besprochen am: _____

Unterschrift Mitarbeiter: _____

Unterschrift Kunde*: _____

* Ggf. statt Kunde anderer Gesprächspartner (Betreuer), Bevollmächtiger

72. Fehler: Annahme, ein Sturzprotokoll sei nicht erforderlich

Wenn ein Mensch stürzt, wird selbstverständlich alles Erforderliche in den Pflegebericht eingetragen. So z. B. wann, wo und wie der Mensch gefallen ist oder gefunden wurde, ob er sich verletzte, wie er sich dazu geäußert hat sowie welche Maßnahmen eingeleitet wurden.

Hier ein Beispiel:

Datum	Uhrzeit	Text	HZ
2.6.2005	4.45	Um 2:20 Uhr habe ich einen dumpfen Schlag gehört und den Bewohner vor seinem Bett liegend vorgefunden. Er sagt, er sei beim Aufstehen von der Bettkante gerutscht. Er hat keine sichtbaren Verletzungen und äußert keine Schmerzen. Um 4:15 Uhr, beim nächsten Rundgang, hat der Bewohner geschlafen.	JK

Damit sind im Zweifelsfall nicht alle wesentlichen Fragen definitiv geklärt. Wenn ein Mensch zu Schaden kommt, tauchen evtl. später Fragen zu diesem Regressfall auf, die zu beantworten sind.

Die wichtigsten und am häufigsten gestellten Fragen hierbei sind:

1. Welche Erfahrungen gibt es in Bezug auf die Person und die Situation?
2. Gab es potenzielle Hinweise, dass die Person zu Schaden kommt?
3. Wann und in welcher Situation wurde der Geschädigte zuletzt gesehen?
4. Wo waren die Beteiligten bzw. Dienst habenden Pflegekräfte zum Zeitpunkt des Geschehens?

Diese Fragen können nicht so ohne weiteres aus dem Pflegebericht heraus beantwortet werden. Es fehlen einige, das Ereignis begleitende Umstände und Erfahrungen. Der oben geschilderte Fall, der zunächst harmlos aussieht, kann sich schließlich zum Morgen hin anders entwickeln. Der Pflegebedürftige kann Schmerzen entwickeln, die er im ersten Schreck nicht spürte. Und wenn ein Schaden eintritt, insbesondere ein körperlicher, so werden Fragen folgen, denn schließlich geht es um Menschen, die in die Obhut anderer Personen oder Institutionen gegeben wurden.

Wenn man sich rechtssicher stellen sowie korrekt und umfassend dokumentieren möchte, ist der Pflegebericht für die Dokumentation eines Sturzes nicht der einzig richtige Ort. Man benötigt ein Sturz- oder Ereignisprotokoll, um die oben genannten Zusatzfragen im Nachhinein jederzeit korrekt und vollständig beantworten zu können. Das Ereignisprotokoll (Beispiel s. unten) ist insofern eine Art Gedächtnisprotokoll für ein Geschehen. Auch wenn das Ausfüllen eines solchen Protokolls sicherlich Arbeit macht, es kostet mehr Zeit, den Vorfall später nachzuarbeiten. Wer einmal einen

Regressfall im Haus hatte und sich die Antworten später zusammensuchen musste, wird für den nächsten Fall gern ein Protokoll ausfüllen.
Beispiel Ereignisprotokoll

Stempel der Einrichtung

1. Name: _____ Bereich: _____ Pflegestufe: _____

2. Datum: _____ Uhrzeit: _____

3. Der Klient hat <u>üblicherweise</u> folgenden Hilfebedarf:
   ☐ benötigt Hilfe beim Stehen
   ☐ benötigt Hilfe beim Gehen
   ☐ läuft mit Gehbock/Deltarad allein
   ☐ läuft mit Gehbock/Deltarad mit Hilfe
   ☐ fährt mit dem Rollstuhl allein umher
   ☐ muss mit dem Rollstuhl gefahren werden

   ☐ Sonstiges: _____

   ☐ Der Klient hat ein Hilfsmittel (_____), läuft damit aber allein

   ☐ Der Klient hat ein Hilfsmittel (_____), nutzt es aber nicht immer

4. Der Klient hat eine fixierende Maßnahme folgender Art:
   ☐ Bettgitter
   ☐ Bauchgurt
   ☐ Bettgurt
   Die Fixierungsmaßnahme ist richterlich genehmigt:
   ☐ Ja, seit   ☐ Nein, oder
   Die Fixierungsmaßnahme ist beantragt:
   ☐ Ja, seit   ☐ Nein, oder
   Die Fixierungsmaßnahme ist auf eigenen Wunsch erfolgt:
   ☐ Ja, seit   ☐ Nein

5. Weitere wichtige Informationen:
   Hatte der Klient <u>vor</u> dem Ereignis die Möglichkeit, die Klingel zu erreichen?
   ☐ Ja   ☐ Nein, weil:

   _____

   Hat er <u>nach</u> dem Ereignis geklingelt?
   ☐ Ja   ☐ Nein, warum nicht?

Wo und **wann** wurde <u>vor</u> dem Ereignis zuletzt nach dem Klient gesehen?

Wo befanden sich die Dienst habenden Mitarbeiter zum Zeitpunkt des Ereignisses?

Falls das Ereignis in der Nacht geschah, wann wird in der Regel ein Kontrollgang bei dem Klient durchgeführt?

Die Beleuchtung am Ort des Ereignisses war
☐ ausreichend   ☐ gut   ☐ schlecht

Der Klient trug zum Zeitpunkt des Geschehens festes Schuhwerk

☐ Ja   ☐ Nein, sondern Folgendes _____

Der Klient trug zum Zeitpunkt des Ereignisses folgende Schutzbekleidung:
☐ Protektorenhose   ☐ Schutzhelm   ☐ Einlegbare Protektoren

☐ Sonstiges: _____

6. Hergang des Ereignisses
Das Ereignis geschah an folgendem Ort:
☐ im Zimmer des Klienten   ☐ in der Nasszelle des Zimmers
☐ im Flur   ☐ im Speiseraum
☐ im Aufenthaltsraum   ☐ außerhalb des Hauses:

☐ Sonstiges: _____

Der Klient wurde am Boden liegend vorgefunden in folgender Stellung:

in der Nähe von folgendem Möbelstück:

Der Klient wurde am Boden sitzend vorgefunden in der Nähe von folgendem Möbelstück:

Kann der Klient Angaben zum Hergang machen?
☐ Nein

☐ Ja, folgende Angaben:

Können Zeugen den Hergang beschreiben?
☐ Nein
☐ Ja, folgende Angaben:

7. Verletzungen:
Äußert der Klient Schmerzen?
☐ Nein
☐ Ja, folgende Angaben:

Sichtbare Verletzungen:
☐ Nein
☐ Ja, folgende:

8. Weitere Informationen
Arzt verständigt?
☐ Ja   ☐ Nein, weil:

Einweisung ins Krankenhaus:
☐ Ja   ☐ Nein
Angehörige/Betreuer unterrichtet:
☐ Ja,   um: _____
☐ Nein, weil:

_____   _____
Unterschrift Mitarbeiter   Qualifikation:

Der weitere Verlauf erfolgt im Berichtsblatt, mit den Angaben, wie es dem Bewohner nach dem Ereignis erging, wie er sich fühlte, was unternommen wurde etc.

73. Fehler: Annahme, Pflegediagnosen und pflegebegründende Diagnosen seien identisch

Pflegediagnosen sind, wie der Name bereits sagt, Feststellungen der Pflege (s. auch Fehler 17). Diese Pflegediagnosen sind klassifiziert und bedingen ein Handeln der Pflegekräfte.

Bei den pflegebegründenden Diagnosen handelt es sich um Ableitungen von den medizinischen Diagnosen, die ursächlich für den Pflegeaufwand und -bedarf eines Pflegebedürftigen verantwortlich sind. Die pflegebegründenden Diagnosen haben folglich mit den Pflegediagnosen nichts gemeinsam.

Pflegebegründende Diagnosen spielen außer bei der Einstufung von Pflegebedürftigen keine Rolle im SGB XI. Denn anhand der pflegebegründenden Diagnosen wird festgestellt, welche der Krankheiten eines Pflegebedürftigen, die Pflege auslöst und ob der Hilfebedarf eines Pflegebedürftigen zu diesem Krankheitsbild passt.

Hat ein Mensch z. B. die im Folgenden aufgeführten Erkrankungen, so sind nicht alle davon pflegebegründend und keine hat etwas mit einer Pflegediagnose zu tun.

- Herzinsuffizienz rechts
- Diabetes mellitus
- Ulcus cruris
- *Parkinson*
- Glaukom
- *Multiinfarktdemenz/SDAT (Senile Demenz Alzheimer Typ)*
- Dekubitus 2. Grades Steiß
- *Z. n. Apoplex mit Hemiparese*
- Niereninsuffizienz

Klar ist, dass die meisten Diagnosen nichts mit dem pflegerischen Hilfebedarf zu tun haben, wenn überhaupt, dann rein behandlungspflegerisch.

Wirklich pflegebegründende Diagnosen sind nur die fett geschriebenen. Sie sind Ursache für die Hilfsbedürftigkeit eines Menschen und lösen einen Hilfebedarf und Pflegeaufwand aus.

Nach den pflegebegründenden Diagnosen fragt also nur der Gutachter zur Einstufung und evtl. noch der MDK-Prüfer bei der Qualitätsprüfung. Denn in der MDK-Anleitung zur Prüfung der Qualität nach den §§ 112 und 114 SGB XI steht (Seite 32 ambulant und Seite 41 stationär): »*Im Stammblatt sollen folgende Stammdaten eingetragen werden können: Angaben zur Person und ggf. zur Konfession, Versicherungsdaten, Kostenübernahmeregelungen, Pflegestufe nach SGB XI, Datum des Leistungsbeginn, pflegebegründende Diagnosen, Informationen zu bestehenden Allergien, Kostform etc.*«

74. Fehler: Die Dokumentation ist unwichtiger als der Kunde

Viele Pflegekräfte sehen in der Pflegedokumentation nicht nur unnötige Mehrarbeit, sie haben manchmal das Gefühl, dass die Pflegedokumentation überflüssiger Ballast ist. Sie gehen davon aus, dass es genügt, wenn der Pflegebedürftige gut versorgt ist, keinen körperlichen Schaden hat und sich positiv über die Pflege äußert. Dieser Grundhaltung kann ich nicht grundsätzlich folgen.

Ein gepflegter Kunde ist kein Garant für gute Pflege. Wichtig ist auch, ob der Kunde gestern, letzte Woche und letzten Monat so gepflegt war und ob er es morgen, nächste Woche und nächsten Monat auch sein wird.

Der Zustand und die Äußerungen des Pflegebedürftigen sind nur auf den aktuellen, jetzt überprüfbaren Zeitraum bezogen und können morgen evtl. anders lauten als vor vier Wochen.

Die Pflegedokumentation ist jedoch ein Garant für die erbrachte Leistung und soll helfen, die Leistung zu konservieren und somit das gewünschte Ergebnis immer wieder herzustellen. Ohne die Pflegedokumentation kann das Ergebnis nicht immer wieder das gleiche sein. Das Ergebnis ist vom Mitarbeiter und vom Kundeneindruck abhängig und sieht täglich anders aus.

Ein weiterer wichtiger Punkt ist, dass in einem Schadensfall die Dokumentation aufzeigen muss, was wann durch wen, wie, womit und warum geleistet wurde. Wenn man wissen möchte, ob der Kunde vor Monaten ordnungs- und vertragsgemäß sowie individuell gepflegt wurde, kann man ihn in aller Regel nicht danach fragen. Es bleibt nur die Dokumentation als Antwort. Wenn man wissen möchte, was im nächsten Monat für den Kunden geplant ist, gilt dies gleichermaßen.

Fazit: Die Pflegedokumentation ist nicht wichtiger als der Kunde oder umgekehrt. Kunde und Pflegedokumentation gehören zusammen und werden gleichermaßen achtsam behandelt.

75. Fehler: Annahme, Streichungen seien erlaubt

Wer kennt das nicht: Man schreibt, wird kurzfristig abgelenkt und schon hat man etwas falsch niedergeschrieben. Oder man schreibt ein Wort hin, sieht es sich noch einmal an und stellt fest, dass es falsch geschrieben ist. Die sofortige Reaktion ist meist, das durchzustreichen, was man gerade geschrieben hat. Diese Streichungen sind nicht ohne weiteres erlaubt, sondern lediglich geduldet. Eine Streichung ist deshalb kritisch zu sehen, weil man im Nachhinein nicht erkennen kann, ob der gestrichene Eintrag nie gültig war oder später für ungültig erklärt wurde. Zudem sind durchgestrichene Einträge später auch keiner Pflegekraft mehr zuordenbar.

Wenn man im Pflegebericht ein Wort falsch schreibt, durchstreicht und dann richtig wiederholt, so hat sicher niemand ein Problem damit. Hat man aber einen kompletten Satz falsch dokumentiert, z. B. weil man in die falsche Akte geschrieben hat, so reicht das Durchstreichen keinesfalls aus. Hier sollte auf alle Fälle mit Handzeichen hinzugeschrieben werden, dass es sich um einen Fehleintrag handelt.

Das Gleiche gilt auch, wenn man sich auf dem Medikamentenblatt oder bei den Diagnosen etc. verschrieben hat. Es ist grundsätzlich sinnvoll, die Streichung zu erklären. Streichungen bis zur Unleserlichkeit sind natürlich grundsätzlich nicht erlaubt, z. B. Streichungen wie folgt: ~~Streichung~~

Ein weiterer – wenn auch weniger wichtiger – Kritikpunkt am unleserlichen Durchstreichen ist, dass es wenig professionell aussieht. Schließlich hat man es mit einem Dokument (vergleichbar mit einer Urkunde) zu tun und in einem Dokument haben so genannte »~~Kritzeleien~~« nichts zu suchen.

76. Fehler: Kollegen tragen füreinander ein

Wie schnell vergisst man, etwas einzutragen und nimmt sich vor, es später nachzuholen! Dies kann man z. B. als Nachtrag auch tun (s. hierzu auch Fehler 51).

Wenn nun der Kollege gerade die Akte in der Hand hat, ist man evtl. vorschnell mit der Bitte, dass er doch die Eintragung mitmachen möge. Und der Kollege quittiert vielleicht in einem Leistungsnachweis Leistungen, die ein anderer geleistet hat oder er trägt einen Satz in den Pflegebericht ein, obwohl er gar nicht vor Ort war.

Auch wenn es verschiedene Gründe für diesen Handeln geben mag, sollte man es dennoch nicht tun. Man sollte grundsätzlich mit seinem Handzeichen nur seine eigenen Leistungen und Einträge bestätigen. Auch in einem vertrauten Team. Sie haben nie die Gewissheit, dass alle im Team den Begriff gleich definieren (böse Stimmen definieren TEAM wie folgt: **T**oll, **E**in **A**nderer **M**achts).

Der zweite und wesentlich wichtigere Punkt ist, dass derjenige, der durchführt, auch für diese Durchführung haftet. Wenn etwas schiefgeht, also ein Schaden (körperlicher oder sächlicher Natur) entsteht, wendet man sich an die, die am Geschehen beteiligt waren. Wenn man also wissen möchte, wer gestern einen Kunden gewaschen hat, schaut man einfach in den Leistungs- oder Durchführungsnachweis. Die Person, deren Handzeichen bei der betreffenden Leistung steht, wird dann gefragt.

Sein eigenes Handzeichen für eine andere Person herzugeben, kann viele Probleme schaffen. Zudem ist die Dokumentation eine persönliche Verpflichtung und kann nicht delegiert werden. Wäre das möglich, gäbe es sicher Stationssekretäre/-innen.

Und selbst wenn in einigen Bereichen ein Sekretariat eingesetzt wird, muss immer noch der Verantwortliche selbst unterzeichnen. Er bürgt mit dem eigenen Namen und nicht der Mitarbeiter des Sekretariats.

77. Fehler: Annahme, Leistungs- und Durchführungsnachweis seien identisch

Die Begriffe »Leistungs- oder Durchführungsnachweise« werden gern synonym benutzt. Wenn man dies aus der Entstehung der Pflegedokumentation und den Anfängen heraus betrachtet, mag das auch bedingt zutreffen.

Spätestens seit Einführung der Pflegeversicherung sind diese beiden Begriffe aber zu trennen. Der Begriff »Leistungsnachweis« wurde aus dem SGB V, der Krankenversicherung, heraus geprägt. Ambulante Dienste haben für Leistungen gemäß Versorgungsvertrag nach § 132/132a SGB V einen Leistungsnachweis über die vertraglich vereinbarten Leistungen zu führen. Diese vertraglich vereinbarten Leistungen stellen in aller Regel komplexe Handlungen dar, die mit dem Pflegeprozess nicht zwingend etwas zu tun haben müssen.

Im Pflegeprozess (hier SGB XI) ist der 5. Schritt die Durchführung von geplanten Maßnahmen. Insofern ist abzuleiten, dass man im SGB V bei der Abrechnung von Leistungen mit den Kassen einen Leistungsnachweis nutzt. Hingegen wird zur Darstellung der Durchführung von Pflegemaßnahmen aus dem Pflegeprozess (SGB XI), der Durchführungsnachweis benutzt.

Die Trennung mag stationär nicht von großer Bedeutung sein, denn stationäre Einrichtungen erhalten keine Einzelvergütung wie im ambulanten Sektor. Aber ambulant ist die Trennung der beiden Nachweise unabdingbar.

Hier ein Beispiel für einen Leistungsnachweis für die Pflegekasse (ambulant):

Leistungskomplex	1.	2.	3.	4.	5.	6.	7.	8.	9.	10.
	DI	Mi	DO	FR	SA	SO	MO	DI	MI	DO
Große Morgentoilette	1	1	1	1	X	X	1	1	1	1
Hilfe bei der Ausscheidung	2	1	1	2	X	X	2	2	1	2
Betten/Lagern	1	1	1	1	X	X	1	1	1	1
Einfache Hilfe bei der Nahrungsaufnahme	1	1	1	1	X	X	1	1	1	1
	JK	JK	JK	JK			BR	JK	JK	BR

Hier ist es nicht erforderlich, jede einzelne Leistung handschriftlich zu quittieren. Ersichtlich ist, dass nur komplexe Leistungen mit einer Zahl belegt werden.

Hier ein Beispiel für einen Durchführungsnachweis für die Pflegeeinrichtung (ambulant und stationär):

Verrichtungen	1.	2.	3.	4.	5.	6.	7.	8.	9.	10.
	DI	Mi	DO	FR	SA	SO	MO	DI	MI	DO
Aufstehen aus dem Bett	JK	JK	JK	JK	/	/	BR	JK	JK	BR
Hilfe beim Toilettengang mit Inkowechsel	JK	JK	JK	JK	/	/	BR	JK	JK	BR
Ganzkörperwäsche	JK	JK	JK	JK	/	/	BR	JK	JK	BR
Eincremen/Hautpflege	JK	JK	JK	JK	/	/	BR	JK	JK	BR
Nassrasur	JK	JK	JK	JK	/	/	BR	JK	JK	BR
Ankleiden	JK	JK	JK	JK	/	/	BR	JK	JK	BR
Dekubitusprophylaxe	JK	JK	JK	JK	/	/	BR	JK	JK	BR
Nahrung mundgerecht zubereiten	JK	JK	JK	JK	/	/	BR	JK	JK	BR

Hier ist erkennbar, dass die Leistungen feiner gerastert sind und auch eher nachvollziehbar ist, was durchgeführt wurde. Zudem wurde in diesem Beispiel jede Maßnahme einzeln quittiert, was aber nicht erforderlich wäre, wenn die Maßnahmen in Pakete geschnürt würden (s. auch Fehler 62).

78. Fehler: Ein schlechtes Dokumentationssystem bedingt auch eine schlechte Dokumentation

In Deutschland werden über 100 Dokumentationssysteme von nahezu eben so vielen Herstellern angeboten. Immer wieder werde ich gefragt, welches das Beste sei. Aber: Das Beste gibt es nicht »von der Stange«.

Die beste Dokumentation ist die, die an die speziellen Bedürfnisse der Einrichtung angepasst wurde. Wer diesen Aufwand scheut, kann immerhin aus den verschiedenen Dokumentationssystemen die für die Einrichtung geeigneten Blätter heraussuchen. Das kann bedeuten, dass das Stammblatt von Firma A, Anamnese und Bericht von Firma B genommen werden und das Trinkprotokoll selbst hergestellt wird.

Aber ganz gleich, welches System Sie favorisieren oder auf welches Sie angewiesen sind, eine gute Dokumentation ist nicht vom System abhängig. Man kann auf dem schlechtesten System noch korrekt dokumentieren und mit dem scheinbar besten die schlechteste Dokumentation abliefern. Die Darstellung des Pflegeprozesses ist nicht vom System, sondern von den Mitarbeitern abhängig.

79. Fehler: Die Einführung der EDV-Dokumentation ist eine Verbesserung der Dokumentation

Wie in Fehler 78 dargelegt, hängt das Ergebnis nicht zwangsläufig mit dem Dokumentationssystem zusammen. Das gilt insbesondere auch für die EDV. Der elektronischen Datenerfassung gehört sicher die Zukunft. Es ist eigentlich schon verwunderlich, welche Datenflut in der Pflege heutzutage noch manuell erfasst wird. Denn manuelle Erfassung ist in aller Regel mühsamer, die gesammelten Daten können nur schwer angepasst und noch schlechter ausgewertet oder statistisch aufbereitet werden. Dennoch kann kein EDV-Dokumentationssystem verhindern, dass der Pflegebericht den Verlauf nicht widerspiegelt, die Wunddokumentation nicht aussagefähig ist, die Auswertung der Pflegeplanung keine Ergebnisse ausweist oder der Pflegeprozess nicht abgebildet wird.

Das System ist nur so gut, wie die Mitarbeiter, die es bedienen. Wenn ein Mitarbeiter auf dem Papier schon nicht weiß, wie eine Auswertung gemacht wird, wie der Bericht zu erfolgen hat oder wie eine Pflegeplanung individuell und handlungsweisend dargestellt wird, wird er es am PC auch nicht können.

Es können mit Einführung der EDV weitere Probleme auftauchen, die es vorher nicht gab, weil evtl. einige Mitarbeiter die vorgefertigte Pflegeplanung vom Programm einfach übernehmen und nicht auf die individuelle Situation des Kunden anpassen. Böse Stimmen definieren vielleicht deshalb EDV auch als »Ende Der Vernunft«.

Die EDV löst keine Dokumentationsprobleme. Im Gegenteil: Sie schafft ggf. neue Probleme, wenn sich die Mitarbeiter nicht trauen, mit dem (ungewohnten) Gerät umzugehen oder Schwierigkeiten haben, sich auf die neue Art des Dokumentierens einzustellen.

Fazit: EDV ist die Zukunft. Es gibt nicht das beste Programm. Die Umstellung auf EDV sollte erst dann erfolgen, wenn die Dokumentation auf dem Papier einigermaßen klappt. Und als Letztes sollte die Entscheidung nie ohne die Basis, nämlich die Mitarbeiter, geschehen, die mit dem System auch arbeiten sollen.

80. Fehler: Annahme, die Entbürokratisierung erlaube nur ein Handzeichen für alle Leistungen

Der Dokumentationsaufwand ist enorm. Angefangen von der Aufnahme, bei der in der Verwaltung und in der Pflege bereits doppelte Daten erhoben und niedergeschrieben werden (z. B. Stammdaten), weiter über die Medikamentenbestellung (interne Liste, Weiterleitung an den Arzt, Rezeptrückgabe an die Einrichtung, Rezeptweitergabe ans Haus, Lieferung an die Einrichtung) bis hin zur eigentlichen Pflegedokumentation. Derzeit werden im Wesentlichen folgende Blätter eingesetzt:

- Stammdaten
- Pflegeanamnese/Informationssammlung
- Biografie
- Pflegeplanung
- Medizinische Behandlungspflege
- Durchführungsnachweis
- Pflegebericht
- Bewegungs- bzw. Lagerungsplan/Protokoll
- Trink-/Bilanzierungsplan/Protokoll
- Ernährungsplan/Protokoll
- Überleitungsbogen
- Wunddokumentation
- Dekubitusrisiko-Skala
- Fixierung
- Vitalzeichen
- Miktionsprotokoll
- Sturzrisikoerhebung (nicht Sturzrisiko-Skala!)
- Beschäftigungsnachweis
- usw.

Das ist auch den Experten im Deutschen Zentrum für Altersfragen zu viel. Im 3. Arbeitskreis erarbeiteten sie die Empfehlung mit der Nummer 3.1: »*Der Runde Tisch Pflege empfiehlt ein sinnvolles Maß an Dokumentation und Pflegeplanung auf der Grundlage eines für die jeweilige Einrichtung gewählten Pflegemodells.*«

Es gibt darüber hinaus diverse Bundesländer, vorrangig Bayern und Rheinland-Pfalz, die im Rahmen der Entbürokratisierung immer wieder in der Presse ihre Ergebnisse präsentieren. Das Ansinnen, den Papierwust auszudünnen, kann ich gut verstehen und grundsätzlich auch voll unterstützen. Es stellt sich nur die Frage, mit welchem Aufwand welches Ergebnis möglich wird. Kann das Versprechen – »eine Unterschrift für alles«– am Ende auch realisiert werden?

So unterschiedlich die Herangehensweise ist, so unterschiedlich sind auch die Ergebnisse. Während man in Bayern das Prinzip »eine Unterschrift für alles« favorisiert, meint man in Rheinland-Pfalz, unterstützt vom Landesministerium, man könne komplett auf Unterschriften für geplante Maßnahmen verzichten.

Beide Bundesländer haben den wichtigen Vorstoß in den Bürokratieabbau gewagt. Jedoch muss man beachten, dass zur Erreichung der Ergebnisse jeweils ein enormer Mehraufwand nötig war. So musste jeweils die gesamte Dokumentation eines Kunden umgestellt und die Pflegeplanung erneuert werden.

Wenn ich nun davon ausgehe, dass man pro Akte im Schnitt eineinhalb Minuten benötigt, um seine Handzeichen hinter die entsprechende Leistung zu setzen, addiert sich diese Zeit bei 20 Kunden auf 30 Minuten pro Schicht. Nur für das Quittieren von Leistungen. Könnten diese 30 Minuten entfallen, wäre dies für jede Pflegekraft tatsächlich eine Erleichterung.

Auch wenn meine Rechnung sicher zu hoch geschätzt ist und man allein für das Quittieren der Leistungen deutlich weniger Zeit benötigen wird, möchte ich dennoch mit diesem Beispiel weitermachen. Nehmen wir also an, die Zeit für das Quittieren der Maßnahmen entfällt komplett. Was geschieht mit diesen frei gewordenen 30 Minuten pro Schicht? Wer hat den Nutzen, etwa die 20 Kunden bei denen diese Zeit eingespart wurde? Erhalten Sie die jeweils 1,5 Minuten zurück? Ich denke nicht.

Wenn man dagegen beachtet, dass die Pflegeplanungen dieser 20 Kunden dafür komplett auf einen so genannten Tagesablaufplan umgeschrieben werden müssten, so schätze ich pro Planung 2 Stunden für die Umstellung. 2 Stunden mal 20 Kunden macht 40 Arbeitsstunden. Bis sich diese 2 Stunden pro Akte amortisiert haben, benötigt man also 40 Tage (weil nur 1,5 Minuten pro Schicht gespart werden). Erst nach 40 Tagen hat man eine Ersparnis von 1,5 Minuten pro Kunde.

Unabhängig davon halte ich die Idee, Leistungen nicht mehr zu quittieren, in der heutigen Zeit, in der es immer mehr Regressforderungen und damit verbundene Nachweispflichten gibt, sowieso für wenig empfehlenswert.

Fazit: Entbürokratisierung ist wichtig. Die Entbürokratisierung kann aber, wie die sonstigen Anforderungen, z. B. Qualitätssicherung, nicht allein von unten vorangetrieben werden. Auch ohne die Umstellung von Pflegeplanungen kann man die Durchführungsnachweise entlasten. Man kann statt mit bis zu 24 Handzeichen am Vormittag nur mit ein oder zwei Handzeichen auskommen (s. hierzu ein angepasster Nachweis in Fehler 62). Das heißt, es bedarf lediglich der Umstellung der Nachweise, nicht der Anpassung der Pflegeplanung.

81. Fehler: Doppeldokumentation

Wie bereits weiter oben aufgeführt, ist die Doppeldokumentation in einigen Einrichtungen noch an der Tagesordnung, z. B. beim Führen von Übergabebüchern. Die Doppeldokumentation wird aber in der eigentlichen Akte meist noch perfektioniert. Das geht so weit, dass manche sogar dreifach dokumentieren. Grundsätzlich gilt: Immer wenn man etwas doppelt dokumentiert, muss man über die tatsächliche Notwendigkeit nachdenken. Zudem ist die Dokumentation, wird sie richtig angepackt, eine sehr logische und durchdachte Sache.

Doppeldokumentationen finden insbesondere beim Führen von Nebenprotokollen statt. Es wird beispielsweise das Lagern auf einem Lagerungsprotokoll mit Uhrzeit und Handzeichen quittiert und dann noch einmal auf dem Durchführungsnachweis. Oder es wird ein Trinkprotokoll geführt, dort wird jede Verrichtung mit Uhrzeit, Menge und Handzeichen einzeln nachgewiesen und zudem noch das Anbieten des Getränkes auf dem Durchführungsnachweis gegengezeichnet.

Es werden Wunddokumentationsblätter geführt, auf denen die Wunde beschrieben und der Verbandswechsel quittiert wird. Zusätzlich wird dann noch eine Wundbeschreibung in den Pflegebericht geschrieben und der Verbandswechsel im Durchführungsnachweis quittiert.

Es wird ein Gewicht erhoben, ein Blutdruck oder ein anderes Vitalzeichen und dies wird auch noch im entsprechenden Vitalzeichenblatt notiert. Dann wird der Wert noch einmal im Pflegebericht wiederholt oder gar in diverse Listen übertragen.

Die Doppeldokumentation ist noch immer an der Tagesordnung, aber sie ist nicht sinnvoll, raubt Ressourcen und bringt bisweilen mehr Schwierigkeiten als Nutzen. Dann nämlich, wenn im Durchführungsnachweis einmal ein Handzeichen für das Lagern gemacht wird und am anderen Tag das Handzeichen fehlt. Oder es wird im Durchführungsnachweis etwas quittiert, was auf dem Protokoll nicht quittiert ist. Was soll man als Außenstehender nun glauben? Glaubt man dem Protokoll oder glaubt man dem Durchführungsnachweis? Jede Doppeldokumentation birgt die Gefahr eines Übertragungsfehlers und reißt somit unnötige Lücken.

Wenn man in der Einrichtung gesonderte Protokolle führt, z. B. für Lagerung, Essen und Trinken, dann sollte man diese Maßnahmen im Durchführungsnachweis **nicht** mehr quittieren. Besser wäre es, diese Zeile im Durchführungsnachweis ungültig zu machen. Hier ein Beispiel, wenn so genannte Nebenprotokolle existieren:

Durchführungsnachweis Frau K. Monat August

Verrichtungen	DI	Mi	DO	FR	SA	SO	MO	DI	MI	DO
	1.	2.	3.	4.	5.	6.	7.	8.	9.	10.
Aufstehen aus dem Bett	JK	JK	JK	JK	BR	BR	BR	JK	JK	JK
Hilfe beim Waschen	JK	JK	JK	JK	BR	BR	BR	JK	JK	JK
Eincremen/Hautpflege	JK	JK	JK	JK	BR	BR	BR	JK	JK	JK
Ankleiden	JK	JK	JK	JK	BR	BR	BR	JK	JK	JK
Nahrung mundgerecht	JK	JK	JK	JK	BR	BR	BR	JK	JK	JK
Getränk anbieten	Siehe Trinkprotokolle									
Kontrolle der Flüssigkeit	Siehe Trinkprotokolle									
Lagerung nach Plan	Siehe Lagerungsprotokoll									
Medikamente verabreichen	TR	TR	TR	TR	BR	BR	BR	JK	JK	JK

82. Fehler: Annahme, separate Wunddokumentationsblätter seien bei Wunden unerlässlich

In den meisten Einrichtungen hat es sich bereits etabliert, dass für jede Wunde auch eine separate Wunddokumentation geführt wird. Dies ist nicht verpflichtend, kein Gesetz, keine Bestimmung und Verordnung zwingt die Einrichtungen dies zu tun. **Ambulant** gilt: In der MDK-Anleitung zur Prüfung der Qualität nach den §§ 112 und 114 SGB XI steht (Punkt 13.23): »*Alle Maßnahmen zur Wundbehandlung werden einheitlich durchgeführt und dokumentiert [...] Eine Wunddokumentation ist zu führen. Die Wundbehandlung ist dann entsprechend den ärztlichen Anordnungen wie bisher weiterzuführen oder gegebenenfalls zu ändern.*«

Diese Aussagen bedeuten jedoch nicht, dass die Wunddokumentation auf einem separaten Blatt erfolgen muss, sondern lediglich, dass eine Wunddokumentation erfolgen muss. Im Zusammenhang mit der Dekubitusversorgung heißt es (ambulant Punkt 13.22, Seite 73, und stationär Punkt 16.2, Seite 80):

»*Die Beschreibung des Dekubitus kann mit Hilfe gängiger Stadieneinteilungen (z. B. nach Seiler) und ergänzender konkreter Beschreibungen erfolgen. Hierzu kann ggf. ein spezielles Dokumentationsblatt herangezogen werden. Vorhandene Ressourcen/ Fähigkeiten und Probleme/Defizite des Pflegebedürftigen, vor allem im Bereich der Mobilität sowie Ernährung, sind zu erfassen und in den Pflegeprozess einzubeziehen.*«

Stationär gilt: In der MDK-Anleitung zur Prüfung der Qualität nach den §§ 112 und 114 SGB XI steht (Punkt 15.6): »*Wird mit chronischen Wunden (z. B. Ulcus cruris) sachgerecht umgegangen?*

a. Ort und Zeitpunkt der Entstehung nachvollziehbar

b. ärztliche Anordnungen erkennbar

c. Maßnahme erfolgt entsprechend dem aktuellen Stand des Wissens

d. Wundbehandlung erfolgt unter Einhaltung von Hygienegrundsätzen

e. differenzierte Wunddokumentation (aktuell, Verlauf nachvollziehbar, Größe, Lage, Tiefe)

f. Auswertung der Nachweise (z. B. Wunddokumentation) mit erforderlicher Anpassung der Maßnahmen und ggf. Information an den Arzt.«

Und zum Umgang mit Dekubitus steht unter Punkt 16.2:

»*Wird bei vorliegendem Dekubitus mit dieser Situation sachgerecht umgegangen?*

a. Ort und Zeitpunkt der Entstehung des Dekubitus sind nachvollziehbar

b. Ressourcen/Fähigkeiten und Probleme/Defizite erkannt

c. differenzierte Wunddokumentation (aktuell, Verlauf nachvollziehbar, Größe, Lage, Tiefe)

d. ärztliche Anordnungen erkennbar

e. Maßnahme erfolgt entsprechend dem aktuellen Stand des Wissens

f. Wundbehandlung erfolgt unter Einhaltung von Hygienegrundsätzen

g. *Umsetzung des Bewegungsplanes*
h. *Einsatz von Hilfsmitteln sachgerecht*
i. *die Durchführung der Maßnahmen nachvollziehbar*
j. *Auswertung der Nachweise (z. B. Bewegungsplan, Wunddokumentation) mit erforderlicher Anpassung der Maßnahmen*
k. *Information Hausarzt«*

Fazit: Man ist nicht verpflichtet, eine *separate* Wunddokumentation zu erheben. Dennoch ist dieses Vorgehen sinnvoll und angebracht, auch wenn man rein formal den Verlaufsbericht für die Wunddokumentation nutzen könnte. Mit einem separaten Blatt bleibt die Gesamtübersicht einfach besser gewahrt. Insbesondere dann, wenn der Kunde mehr als eine Wunde hat.
Wenn man eine Wunddokumentation anlegt, sollte man dies auch für jede Wunde tun und nicht unterscheiden, ob es sich um eine Risswunde, einen Ulcus, eine Gangrän oder einen Dekubitus handelt. Jede Wunde verdient eine eigene Dokumentation.

83. Fehler: Bei jedem Verbandswechsel erfolgt eine Wunddokumentation

Die Frage, wie häufig eine Wunddokumentation durchzuführen ist, erklärt sich von selbst. Denn so, wie es keine Verpflichtung zur Führung einer separaten Wunddokumentation gibt, gibt es auch keine Vorschrift zur Häufigkeit.
Man sollte grundsätzlich zwischen frischen und chronischen Wunden unterscheiden. Bei einer frischen Wunde, Schürfwunde, Hautriss, Operationswunde, Verbrennung etc. empfehle ich, die Wunde bei jedem geplanten Verbandwechsel komplett zu beschreiben. Denn gerade bei frischen Wunden gibt es rasche Änderungen in der Granulation oder eben Infektionen. Das sollte jeweils fachlich sauber beurteilt werden.
Bei chronischen Wunden, z. B. Dekubitus, Gangrän, Ulcus, sieht die Sache etwas anders aus. Chronische Wunden verändern sich in aller Regel nicht so schnell. So könnte man hier durchaus zu einer längeren Frequenz tendieren, was die Dokumentation der Wunde und des Verlaufs betrifft.
Klar ist jedoch: Jede Veränderung der Wunde ist sofort zu dokumentieren. Ansonsten rate ich gern dazu, wenigstens einmal, besser zweimal pro Woche, und zusätzlich bei jeder Veränderung die Wunde umfassend zu beschreiben. Es sieht nun einmal seltsam aus, wenn die Wunde wochenlang nicht beschrieben wird und dann, quasi über Nacht, granuliert, sich zusammenzieht und heilt.
Dabei sollte eine differenzierte Wundbetrachtung und Dokumentation oberstes Gebot sein (s. auch Fehler 84).

84. Fehler: Wenn sich die Wunde nicht verändert, schreibt man einfach »unverändert«

Auf der Suche nach dem einfachen Weg, schreiben viele Pflegekräfte »unverändert«, wenn sie die Wunddokumentation schreiben sollen. Dieses »unverändert« ist aber nicht in jedem Fall glaubhaft, so z. B. wenn mehrere Kollegen wochenlang »unverändert« in die Dokumentation hineinschreiben, dann aber »unvermittelt« binnen ein oder zwei Tagen eine wundersame Heilung oder gar dramatische Verschlechterung eintritt.

Ein weiterer Kritikpunkt ist, dass »unverändert« keine wirkliche Wundbeschreibung ist, sondern eher eine Überschrift über verschiedene Wahrnehmungspunkte. Ebenfalls kritisch betrachten muss man das Wort »unverändert«, weil es sich auf nichts bezieht. Also bleibt die Frage: Auf welchen Status bezieht sich »unverändert«? Und selbst wenn nun ein Mitarbeiter einträgt, »unverändert zu gestern«, stellt sich die Frage, ob er gestern das Gleiche gesehen hat wie heute. Wenn die gestrige Wundverlaufsbeschreibung von einem anderen Kollegen getätigt wurde, dann ist dieses »unverändert zu gestern« schlichtweg nicht akzeptabel. Denn was der Kollege gestern gesehen hat, unterscheidet sich möglicherweise von dem, was der Mitarbeiter heute sieht.

Ich rate grundsätzlich dazu, die Wunde immer selbst, entsprechend der eigenen Wahrnehmung (Sehen, Riechen, Fühlen, Hören) zu beschreiben und sich nicht auf andere Aussagen zu verlassen. Bei der Beschreibung sollte man auf folgende Faktoren näher eingehen:

- Ort
- Art
- Größe (niemals schätzen, immer messen)
- Infektionszeichen
- Granulationsphase (Klassifizierungsstadien bei Dekubitus, z. B. nach Seiler oder Gangrän nach Wagner)
- Aussehen des Wundrandes
- Wundumgebung
- Durchblutung/Rötung/Blässe
- Entzündungszeichen (z. B. Wärme, Rötung, Äußerung des Kunden)
- Geruch der Wunde
- Sichtbar werdende Haut- oder Gewebeschichten (z. B. Subkutis, Lederhaut, Sehnen, Knochen)
- Exsudat

Wenn man sich all diese Faktoren beim Ansehen einer Wunde vor Augen hält, kommt man nur noch selten oder nie zu dem Schluss, dass sie »unverändert« sei. Wenn überhaupt, dann ist das nur möglich, wenn man die Wunde gestern tatsächlich selbst betrachtet und detailliert beschrieben hat. Unter diesen Umständen kann man einmal und ausnahmsweise (nicht regelmäßig) das Wort »unverändert« schreiben.

85. Fehler: Annahme, jede Wunde müsse mit einem Foto dokumentiert werden

Fotos sind nicht nur schicker als so manche Dokumentation, sie sind auch wesentlich schneller gemacht. Nur werden solche Bilder nicht verlangt. Weder im Heimgesetz findet sich hierzu ein Vermerk oder Hinweis, noch in der MDK-Anleitung zur Prüfung der Qualität nach den §§ 112 und 114 SGB XI.

Fakt ist, auf eine Wunddokumentation, egal auf welchem Blatt (s. auch Fehler 82) kann man nicht verzichten, auf Fotos schon. Auch ohne ein Foto ist die Wunde, wenn man es richtig macht, ordnungsgemäß und ausreichend beschrieben. Ein Foto ist hingegen ohne entsprechende Dokumentation wertlos.

Weiterer Kritikpunkt ist häufig die Qualität der Bilder. Die wenigsten Pflegekräfte sind geborene Hobbyfotografen und so sind die Bilder oft unter- oder überbelichtet oder zeigen sogar wesentliche Elemente des Objektes nicht. Auch die Bilder selbst sind, je nach Kamera, von unterschiedlicher Qualität und Güte. Sie wirken entweder blasser als in der Realität oder die Farben sind zu grell. Auch das Papier und die dazugehörige Entwicklung sind entscheidend.

Sofortbildkameras werden gern genutzt, machen aber meist Bilder minderer Qualität und die Fotos verblassen nach Monaten, so dass über die Jahre oft nur noch schemenhaft erkennbar ist, um was es sich handelte.

Normale Kameras, z. B. Spiegelreflexkameras, machen deutlich bessere Fotos, aber das Problem ist, dass man erst nach der Entwicklung sehen kann, wie das Bild geworden ist.

Bleibt noch die Digitalkamera. Hier hat man den wesentlichen Vorteil, dass man sofort sehen kann, ob das Bild etwas geworden ist oder nicht, und dass man beliebig viele Fotos machen kann. Der größte Nachteil daran ist, dass sich die Bilder am PC bearbeiten lassen. Sie werden deshalb ggf. als Beweis nicht zugelassen.

Fazit: Ein Foto allein nutzt nichts. Die Pflegedokumentation genügt dagegen allein. Wer zur korrekten Dokumentation zusätzlich ein Foto macht, macht sicherlich nichts falsch, aber Fotos können immer nur ergänzen, nie ersetzen.

86. Fehler: Auf jedem Wundverband wird ein Datum vermerkt

Es hat sich mittlerweile in vielen Einrichtungen eingebürgert, die Verbände zu beschriften. Entweder wird dann z. B. auf dem Verband das Datum des letzen oder das Datum des nächst fälligen Verbandes notiert. Nicht selten wird diese Beschriftung noch ergänzt durch einen kleinen Gruß oder ein Bildchen. Auch wenn dies durchaus nett gemeint ist und sicher etwas Spaß bringt, sollte es überdacht werden.

Beispiel:

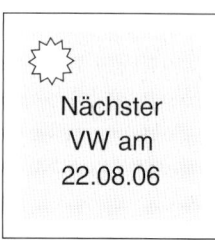
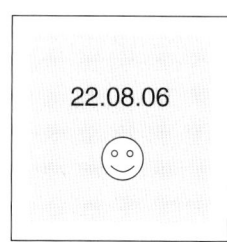

Grundsätzlich ist die Beschriftung eines Verbandes nicht erforderlich, denn wann dieser Verband zuletzt gemacht wurde, ist der Pflegedokumentation zu entnehmen. Wann der nächste Verbandswechsel anfällt, steht in der Verordnung oder Anordnung des Arztes. Wenn man auf das Beschreiben des Verbandes nicht verzichten möchte, so muss man sich um den geeigneten Stift Gedanken machen. Wenn nun mit einem Filz- oder Faserschreiber auf den Verband geschrieben wird und der Verband nass wird (Exsudat, Urin, sonstige Flüssigkeiten), gelangt die Flüssigkeit des Filz- oder Faserschreibers auch in die Wunde. Gleiches gilt für andere Schreibgeräte wie Kugelschreiber etc. Das kann natürlich nicht im Sinne der Pflege und einer professionellen Versorgung sein.

Fazit: Wenn man Verbände beschriften will, sollte man dies mit einem nicht löslichen Stift am Rand des Verbandes tun und nie direkt auf der Wunde.

87. Fehler: Annahme, Dokumentationschecklisten seien aufwendig

Jede Leitungskraft kennt das: Man muss nicht nur organisieren, lenken, leiten, führen, sondern insbesondere auch kontrollieren. Keine Vorgabe taugt etwas, wenn niemand die Einhaltung überprüft. Das ist nicht nur in der Pflege so, sondern überall, vom Finanzamt (z. B. Steuerprüfung) über den Bau (z. B. Bauaufsicht) bis hin zum Straßenverkehr (z. B. Radarkontrollen).

Jede Einrichtung weiß auch, dass gerade die Pflegedokumentation eine wahre Fundgrube von Abweichungen darstellt. Ich kenne kaum eine Leitungskraft, die nicht an der einen oder anderen Stelle der Pflegedokumentation nicht ganz zufrieden ist. Allein mit Schulungen ist es nicht getan, die Leitung muss auch den Erfolg der Schulung und den Umsetzungsgrad der Anforderungen regelmäßig überprüfen. Wie die Leitungskraft das tut, mit welchem Instrument und wie oft, das ist allein ihr überlassen. Des Weiteren sollte auch beachtet werden, wie die Einrichtung organisiert ist, auf wie viele Schultern sich die Last verteilt und nicht zuletzt auch, wie viele Kunden versorgt werden. Während eine Leitung in einer Einrichtung mit 30 Kunden sicher einmal im Quartal eine Pflege- und Dokumentationsvisite durchführen kann, geht das bei 200 Kunden schon nicht mehr in dieser Frequenz. Zumindest werden bereits mehrere Personen an einer Kontrolle beteiligt werden müssen, will man zumindest quartalsweise prüfen. Längst nicht jede Leitungskraft prüft aber anhand einer Checkliste. Viele haben zwar schon mehr oder minder ausgefeilte Pflegevisiten, aber die Dokumentationsvisite anhand einer Checkliste ist noch immer nicht flächendeckend im Einsatz. Das liegt nach Aussagen der Leitungskräfte meist an der fehlenden Zeit, neben der Durchführung von Pflegevisiten auch noch die Dokumentation auszuwerten. Andererseits führen einige Leitungskräfte auch an, dass die Checklisten zu umfangreich, zu umständlich oder schlecht handhabbar seien.

Wie bei der Pflegevisite auch, gibt es die Möglichkeit, in 15 Minuten zu visitieren oder sich zwei Stunden Zeit zu nehmen. Vorschriften hierfür gibt es nicht, es liegt allein bei der Leitung, wie umfangreich sie das gestalten möchte.

Ich glaube, dass es sinnvoller ist, mehr Pflegebedürftige kurz zu visitieren, als wenige Pflegebedürftige umfangreich. Lieber alle Kunden zweimal im Jahr anhand einer kurzen prägnanten Visite visitiert, als nur 60 % der Kunden auf »Herz und Niere« zu visitieren.

In der MDK-Anleitung zur Prüfung der Qualität nach §§ 112, 114 SGB XI steht (ambulant Punkt 4.3, Seite 54, und stationär Seite 70): »*Das SGB XI und die darauf aufbauenden vertraglichen Regelungen favorisieren insgesamt ein Qualitätsmodell, das der verantwortlichen Pflegefachkraft (Pflegedienstleitung) herausragende Verantwortung zuweist. In einem größeren Pflegedienst ist es ihr allerdings nicht möglich, auch alle Pflegeprozesse selber zu steuern. Daher muss sie diese Aufgaben an andere Pflegefachkräfte delegieren.*«

Das Gleiche gilt insbesondere auch für Dokumentationsvisiten. Sie werden von keiner Seite verbindlich gefordert, sind aber durchaus sinnvoll. Und auch hier gilt: In der Kürze liegt die Würze. Lieber einmal im Jahr jede Dokumentation einmal durchgecheckt, als nur einen Bruchteil der Pflegedokumentationen intensiv geprüft.

Hier ein kurzes Beispiel für eine Checkliste:

Checkliste Dokumentation

Klient: _____   Pflegestufe: _____   Bereich: _____

Visiteur: _____

Stammblatt	Ja	Nein
Vollständig ausgefüllt? (Betreuer, Pflegestufe, freiheitsentziehende Maßnahmen, Vorsorgevollmacht, Allergien, Hilfsmittel, Patientenverfügung, Schrittmacher, besondere Hinweise etc.)	☐	☐
Medizinische Diagnosen aktualisiert? (evtl. Querprüfung Medikamente)	☐	☐
Krankenhausaufenthalte komplett und korrekt ausgefüllt?	☐	☐

Pflegeanamnese	Ja	Nein
Alle Punkte vollständig ausgefüllt?	☐	☐
Von Pflegefachkraft zeitnah erstellt (binnen 24 Std.) und gegengezeichnet?	☐	☐
Sind neben den Problemen auch Ressourcen erfasst?	☐	☐
Sind auch Vorlieben, Gewohnheiten und Abneigungen erfasst?	☐	☐

Biografie

	Ja	Nein
Bereits nach Einzug und im Verlauf weiter ausgefüllt? (wenn nein, Begründung vorhanden?)	☐	☐
Enthält die Biografie mehr als rudimentäre Angaben? (nicht nur Lebenslauf!)	☐	☐

Vitalzeichen

	Ja	Nein
Regelmäßig monatlich RR und bei Diabetikern auch BZ erhoben?	☐	☐
Bei Extremwerten und Abweichungen im Bericht sofort Reaktion eingetragen	☐	☐
Wurde bei Gewichtsverlust von mehr als 3 % in einem Monat oder 5 % in drei Monaten oder 10 % in 6 Monaten sofort und nachweislich reagiert?	☐	☐

Ärztliche Verordnungen

	Ja	Nein
Sind alle Medikamente vom Arzt abgezeichnet oder anders bestätigt?	☐	☐
Ist jede ärztliche Medikamentanordnung schriftlich festgehalten, auch Verbände, Salben, Augentropfen etc.?	☐	☐
Bedarfsmedikation korrekt und eindeutig (zweifelsfrei) erfasst mit Einzel und Maximaldosis in 24 h	☐	☐

Durchführungsnachweis

	Ja	Nein
Sind alle Maßnahmen einzeln aufgeführt?	☐	☐
Lückenlos abgezeichnet?	☐	☐
Sind Lücken nachvollziehbar (Bericht)?	☐	☐
Stimmen die Maßnahmen mit der Pflegeplanung überein?	☐	☐
Ist die Bezugspflege anhand der erbrachten Leistungen nachvollziehbar (mögl. wenig Wechsel, max. 3 Mitarbeiter in einer Woche zum Waschen)?	☐	☐
Sind Doppeldokumentationen vermieden worden (z. B. Trinkprotokoll und Trinken im DFN abgezeichnet)?	☐	☐

Pflegeplanung

	Ja	Nein
Wurden Ressourcen, Bedürfnisse und Vorlieben individuell beschrieben?	☐	☐
Ist der Klient in seinem Wesen und Verhalten erkennbar?	☐	☐
Sind Angehörige, die sich am Pflegeprozess beteiligen, in der Planung als Ressource benannt?	☐	☐
Wurden aktuelle und potenzielle Pflegeprobleme/Gefahren erfasst?	☐	☐
Sind die Pflegeziele realistisch, überprüfbar und individuell?	☐	☐

▶▶

Sind die Pflegemaßnahmen handlungsweisend und individuell? ☐ ☐

Wird die Auswertung/Ergebniskontrolle regelmäßig
(alle ____ Wochen) vorgenommen? ☐ ☐

Ist eine individuelle Anpassung der Standards/Richtlinien
in der Maßnahmenbeschreibung/Maßnahmenspalte erkennbar? ☐ ☐

Braden-Skala/Norton-Skala

	Ja	Nein
Monatlich von Fachkraft erhoben?	☐	☐
Ist die vorliegende Gefahr (auch geringe!) in der Pflegeplanung aufgenommen?	☐	☐
Ist bei Veränderungen der Punktzahl ein Eintrag im Bericht erfolgt oder ggf. in der Auswertung der Pflegeplanung?	☐	☐

Pflegebericht

	Ja	Nein
Häufigkeit der Eintragungen je nach Pflegestufe eingehalten?	☐	☐
Wurden Befindlichkeiten, psycho-soziale Komponenten erfasst?	☐	☐
Sind Wertungen und persönliche Meinungen vermieden worden?	☐	☐
Wurde der Bericht nicht zur unnötigen, doppelten Leistungserfassung genutzt?	☐	☐
Ist der Bericht logisch, konkret und nachvollziehbar?	☐	☐

Weitere Anmerkungen

Datum _____ Unterschrift Visiteur _____

	Ja	Nein
Nachkontrolle/Wiedervorlage erforderlich?	☐	☐

Termin gesetzt am: _____

Erneute Kontrolle erfolgte am: _____

Dokumentation entspricht nun den Anforderungen? ☐ ☐
weiter siehe Rückseite

Datum _____ Unterschrift Visiteur _____

88. Fehler: Übergabebücher sind nützliche Informationsquellen

Übergabebücher haben eine lange Tradition. Sie waren wohl die erste Form der Dokumentation. Noch vor Einführung der Dokumentationspflicht in den späten 80er Jahren wurden Informationen zwischen einzelnen Schichten über die Übergabebücher ausgetauscht. Dort wurde alles Administrative eingetragen, also z. B. alles, was noch an Rezepten oder Formalien zu erledigen war. Dort wurden Arbeitsaufträge weitergegeben, z. B. das Beziehen von Betten oder die BZ-Messungen. Es wurden auch Informationen über die Patienten ausgetauscht (Hr. H. hat Durchfall; Wunde von Fr. S. eitert). Obwohl diese Zeiten längst vorbei sein sollten, weil mittlerweile diverse Dokumentationen, und veränderte Strukturen und Arbeitsbedingungen Einzug gehalten haben, möchten einige Mitarbeiter auf ihr Übergabebuch immer noch nicht verzichten. Das gilt ambulant wie stationär. Doch wozu sollen Einträge wie die oben genannten dienen?

Für die Weitergabe an Informationen zum Pflegebedürftigen, dessen Zustand, Verhalten oder andere pflegerelevante Dinge benötigt man sicher kein Übergabebuch. Alles, was den Kunden betrifft, steht in dessen Pflegedokumentation und Aktuelles immer im Pflegeverlaufsbericht. Diesen Bericht muss man als Mitarbeiter immer lesen, zumindest für die Kunden, die man selbst versorgt (s. Fehler 47). Denn wenn im Pflegebericht etwas steht, was man nicht gelesen hat, kann das haftungsrechtliche und/oder arbeitsrechtliche Konsequenzen haben, wenn dem Kunden ein Schaden widerfährt.

Zudem soll durch Abschaffen eines Übergabebuches auch eine Doppeldokumentation vermieden werden (s. auch Fehler 81).

Einige Einrichtungen haben bereits bemerkt, dass es unsinnig ist, im Übergabebuch alles zu wiederholen, was bereits im Bericht des Kunden steht. Sie wollen aber auf das Übergabebuch nicht verzichten und kürzen deshalb einfach ab, indem sie nur noch eintragen: »Fr. M. siehe Doku«. Natürlich kann man das so machen, aber welchen Sinn hat das? Wesentlich sinnvoller wäre es, die Mitarbeiter dazu anzuhalten, immer, bei jedem Einsatz ambulant oder in jeder Schicht stationär bei den Kunden in die Dokumentation zu schauen, für die die Mitarbeiter auch zuständig sind.

Im ambulanten Bereich, bei dem die Mitarbeiter zu unterschiedlichen Zeiten ihre Dienste beginnen und beenden, macht ein Organisationsbuch viel mehr Sinn als ein klassisches Übergabebuch.

In diesem Organisationsbuch können ohne Bedenken alle wichtigen Dinge zum Ablauf und zur Organisation stehen, z. B.:

* »Fr. N. möchte heute 30 Minuten später versorgt werden«
* »Hr. T. möchte morgen früh 30 Minuten früher versorgt werden«
* »Fr. S. möchte schon morgen duschen, nicht Samstag«
* »Rezept für Fr. K. liegt bei Praxis Dr. Schulz zur Abholung bereit«
* »Verordnungsschein Fr. G. läuft am 31.8. aus, sie will keine weitere VO«

Stationär benötigt man ein solches Buch nicht, solange man noch Übergaben hat. Alle pflegerelevanten Informationen finden sich in der Pflegedokumentation des Bewohners, alle Termine stehen im Terminkalender, ein klassisches Übergabebuch hat in der modernen Pflegelandschaft ausgedient.

Da man heutzutage auch auf Übergaben weitgehend verzichten kann, wie der nächste Fehler zeigt, kann man für die wichtigsten administrativen Informationen wie Arztbesuche, Rezeptbesorgungen, Versorgungsumstellung etc. über einen Tagesplan/Terminplaner gut agieren.

Auch der MDK achtet bei Prüfungen darauf, dass keine Übergabebücher verwendet werden, so steht in der MDK-Anleitung zur Prüfung der Qualität (stationär Punkt 14.14, Seite 71 und ambulant Punkt 12.16, Seite 56): »*Das parallele Führen von Übergabebüchern neben der Pflegedokumentation ist nicht sachgerecht, da diese keine ganzheitliche Informationsweitergabe ermöglichen.*«

89. Fehler: Auf Übergaben wird nicht verzichtet

In Fehler 88 habe ich aufgezeigt, dass man auf Übergabebücher verzichten kann und muss. Die nächste Altlast in der Pflege ist die klassische Übergabe.

Bei der Übergabe sitzen zwei bis zig Mitarbeiter beieinander und unterhalten sich über Besonderheiten und Vorkommnisse der Pflegebedürftigen, obwohl alle wichtigen Informationen bereits im Pflegebericht stehen.

Übergaben, die gemäß folgender Beispiele ablaufen, sind überflüssige Zeitverschwendung und sollten dringend abgeschafft werden:

Drei Mitarbeiter des Früh- und zwei des Spätdienstes sitzen für 30 Minuten beieinander. Das macht 2,5 Stunden Arbeitszeit. Gesprochen wird über folgende Themen:

• »Fr. M. wurde geduscht.«
• »Hr. S. hat heute wieder Durchfall.«
• »Bei Hr. T war nichts.«
• »Hr. G gefällt mir heute gar nicht, der wollte nicht aufstehen.«
• »Fr. A. hat gut gegessen.«
• »Die Tochter von Fr. L. war da und hat sich wieder beschwert, dass die Fingernägel ihrer Mutter zu lang sind.«
• »Bei Fr. N war nichts.«
• »Bei Fr. P. war auch nichts, die ist aber süß, ich könnte die den ganzen Tag knuddeln.«
• »Hr. B. wollte sich heute wieder nicht rasieren lassen, er hätte mich fast geschlagen.«
• »Die Nachtwache hat gesagt, dass Fr. E. heute Nacht wieder unruhig war und alles aus dem Bett geworfen hat, die Nachtwache musste sie x-mal ins Bett zurückbringen.«

In dieser Form laufen immer noch zu viele Übergaben ab. Wozu bindet man 2,5 Arbeitsstunden für solche, teils völlig unverwertbaren Informationen? Ob jemand geduscht wurde, ist dem Leistungsnachweis zu entnehmen. Wann jemand Durchfall hatte oder wie jemand gegessen hat, ist ebenfalls der Dokumentation des Pflegebedürftigen zu entnehmen.

Um diesen Aufwand (in meinem Beispiel 2,5 Arbeitsstunden) zu minimieren, haben einige Einrichtungen begonnen, die Übergaben nur auf die Fachkräfte zu beziehen. Das bedeutet, dass die jeweilige Fachkraft einer Schicht an die nachfolgende Schichtleitung übergibt. Auch diese Art der Übergabe ist nicht erforderlich, denn die anderen Mitarbeiter gehen ohne diese mündlich überlieferten Informationen an die Arbeit.

Das heißt, alle Mitarbeiter, die keine Schichtleitung haben, müssen verpflichtet werden, die nötigen Informationen aus der vorliegenden Dokumentation zu lesen.

Denn jeder haftet für sich, für seine eigene Handlung oder auch für das, was er unterlassen hat. Wenn eine Nichtfachkraft nicht im Pflegebericht nachliest, wie es dem ihr anvertrauten Pflegebedürftigen geht, versäumt sie ggf. etwas.

Wenn dort beispielsweise steht: »Rötung am Gesäß«, und sie weiß nichts davon, wird sie nicht nachsehen und nicht entsprechend handeln. Was nutzt es, wenn die Schichtleitung, die diesen Pflegebedürftigen gar nicht versorgt, davon weiß? Der Nichtfachkraft nutzt das nichts, sie trägt weiter die Verantwortung für diesen Pflegebedürftigen. Und wie schnell geschieht es, dass in der Übergabe etwas vergessen wurde, obwohl etwas in der Dokumentation dazu steht.

Fazit: Man kann es sich als Mitarbeiter nicht leisten, an die Arbeit zu gehen, ohne den Bericht für »seine« Pflegebedürftigen zu lesen (s. Fehler 47). Aber auf Übergaben, wie die beispielhaft aufgeführten, kann man immer verzichten.

Wenn man allerdings Übergaben als Kommunikationsinstrument zwischen den Mitarbeitern ansieht, das den Mitarbeitern die Möglichkeit gibt, sich täglich auszutauschen, dann ist eine kurze Übergabe durchaus sinnvoll. Sie sollte aber klar begrenzt sein und immer an einem Fallbeispiel abgehandelt werden. Das heißt, wenn sich Mitarbeiter über den Pflegebedürftigen X unterhalten, weil dieser Mensch so auffällig, so verändert, so belastend oder herausfordernd ist, dann ist es gut, gezielt und detailliert über diesen Pflegebedürftigen zu sprechen. Das ist eine Art Fallbesprechung und dient ganz nebenbei auch dazu, diese Besonderheiten oder das Besprochene für die Pflegedokumentation zu untermauern. Alternativ kann man dieses Gespräch als Auswertung der Pflegeplanung oder zur Erstellung von Planungspunkten nutzen.

In nahezu jeder Einrichtung bekomme ich zu hören, dass keine Zeit für Auswertung oder Pflegeplanung zur Verfügung stehe. Wenn ich sage, dass die Übergabe der beste Ort ist, ernte ich oft Unverständnis. Nimmt man aber tatsächlich die oben genannte Situation, in der drei Mitarbeiter aus dem Früh- und zwei aus dem Spätdienst für 30 Minuten zusammensitzen, so muss man feststellen, dass außer zu diesen Zeiten nie so viele Kollegen für so lange Zeit beieinander sitzen. Und wenn man alles Unnötige bei den Übergaben wegstreicht, bleiben sicher 15 Minuten für eine Auswertung, einen Planungspunkt oder eine Fallbesprechung.

»Es ist nicht zu wenig Zeit, die wir haben, es ist zu viel Zeit, die wir nicht nutzen«. (Seneca)

90. Fehler: Voll geschriebene Dokumentationsblätter kann man direkt ausheften und archivieren

Um die aktuelle Pflegedokumentation handhabbar zu halten, neigen einige Pflegekräfte dazu, voll geschriebene Blätter so rasch wie möglich wegzuheften. Auch wenn dieser Gedankengang grundsätzlich nachvollziehbar und gut gemeint ist, ist er nicht immer sinnvoll. Gerade in ambulanten Pflegeeinrichtungen, bei denen die abgelegten Blätter nicht beim Kunden, sondern richtigerweise im Büro aufbewahrt werden, sollte die Dokumentation nicht zu schnell ausgedünnt werden. Nur so kann man dem nachfolgenden Kollegen und Externen, wie Arzt oder Therapeut, die nötige Gesamtübersicht liefern.

Es gibt zwar kein Gesetz und keine Bestimmung, wie lange voll geschriebene Blätter oder Arztberichte in der aktuellen Dokumentation verbleiben müssen, aber ratsam ist sicher ein Zeitraum von ca. drei Monaten. So ist es in der MDK-Anleitung zur Prüfung der Qualität nach §§ 112 und 114 SGB XI (ambulant Punkt 12.1) zu lesen: »*Um einen ausreichenden Überblick über die Situation des Pflegebedürftigen zu erhalten, sollten die beim Pflegebedürftigen aufbewahrten Dokumentationselemente den Zeitraum der vergangenen drei Monate widerspiegeln.*«

Stationär gibt es keine Regel, aber auch hier sollte nicht sofort ausgeheftet werden. Ein Überblick im Pflegebericht von rund einem Monat ist sicherlich sinnvoll.

91. Fehler: Ob Standard oder Richtlinie, das ist doch alles gleich

Die Definitionen von Standards und Richtlinien sind in der Pflege nicht immer sauber getrennt. Auch der MDS vermischt diese Begriffe in der neuen MDK-Anleitung zur Prüfung der Qualität nach den §§ 112 und 114 SGB XI. Dort steht beispielsweise (Punkt 6.4 stationär, Seite 34 und ambulant Seite 27): »*Standards/Richtlinien sind für die Mitarbeiter verbindlich, sie müssen nachvollziehbar dokumentiert, regelmäßig reflektiert und ggf. angepasst werden.*«

Nimmt man die allgemeingültigen Definitionen, sind die Begriffe »Richtlinie« und »Standard« nicht identisch. Man sollte sie auch deshalb trennen, um die Ernsthaftigkeit eines Standards zu untermauern. Wenn man sowohl für das Zähneputzen als auch für das Katheterlegen einen Standard hat, kann man nicht verdeutlichen, wie gründlich, sorgsam und individuell beim Katheterlegen vorgegangen wird.

Der Begriff »Standard« kommt aus dem Englischen und wird in einem englischsprachigen Lexikon als Qualitätsstufe und Vergleichsmaß beschrieben (Random-House, 1984)

Standards werden allgemein wie folgt definiert:
- Verbindliche Niveaufestlegung, bindendes Maß, eine Norm, Maßstab;
- Standard wird synonym genutzt für Allgemeingültigkeit, Direktive, Gesetz, Gesetzlichkeit, Gesetzmäßigkeit, Legalität, Statut.

Eine **Richtlinie** wird in der allgemeinen Literatur im Gegensatz zu dem Standard wie folgt beschrieben:
- Kompass, Richtschnur, Leitlinie, Richtmaß, Regel, Faustformel

Das wiederum bedeutet, dass jede Änderung und Abweichung vom Standard gerechtfertigt werden muss. Eine Richtlinie hingegen ist eine kleinteilige Arbeitsbeschreibung, die einen Handlungsrahmen vorgibt, von dem abgewichen werden kann.

Diese strenge Definition ist nur zum Schutze aller. Stellen Sie sich nur einmal vor, der Automechaniker nimmt den Standard, eine Schraube mit xy Newtonmeter festzuziehen, nicht ernst. Er setzt mit diesem eigenmächtigen Vorgehen – wie auch die Pflege – hier evtl. die Gesundheit eines Menschen aufs Spiel.

Für die Pflege gibt es dennoch verschiedene Definitionen und zum Standard lassen sich unterschiedliche Erklärungen finden: Pflegestandards, Qualitätsstandards, Ablaufstandards; allgemeine Standards; Makro-, Meso-, Mikrostandards; Universal- und Richtlinienstandards; nationale, lokale und internationale Standards.

Laut Weltgesundheitsorganisation WHO (World Health Organisation) ist ein Pflegestandard wie folgt zu verstehen: »*Ein Pflegestandard ist ein allgemein zu erreichendes Leistungsniveau, welches durch ein oder mehrere Kriterien umschrieben wird.*« *Pflegestandards sind ein professionell abgestimmtes Leistungsniveau, das den Bedürfnissen der damit angesprochenen Bevölkerung entspricht*« (WHO 1987).

Auf der Homepage von www.pflegewiki.de steht zu lesen:

»Pflegestandards:
- *geben für diesen Bereich ein realisierbares Arbeitsniveau wieder*
- *sind eher konkret formuliert*
- *sind in der Einrichtung verbindliches Mindestniveau der pfleg. Versorgung (vgl.* Dienstanweisung*)*

Expertenstandards:
- *sollten auf den neusten Forschungsergebnissen und Expertisen basieren*
- *sollten wissenschaftlich überprüfbar sein (vgl. best practice, evidence based medicine)*
- *sind eher allgemeingültig und abstrakter formuliert*«

In der neuen MDK-Anleitung zur Prüfung der Qualität nach den §§ 112 und 114 SGB XI steht als Definition zur Richtlinie unter Punkt 6.4 (stationär Seite 34 und ambulant Seite 27): »*Eine Richtlinie ist eine konkrete Handlungsanweisung (Tätigkeits- oder Ablaufbeschreibung,) in der die Vorgehensweise einer spezifischen pflegerischen Handlung detailliert beschrieben wird.*«

Fazit: Trennen Sie Standards klar von Richtlinien. Betrachtet man die Definition und Bedeutung dieser Begriffe, wird rasch klar, dass es für die Behandlungspflege und Hygiene sowie für einige organisatorisch wichtige Belange klare Standards geben muss. Eine Zuwiderhandlung gegen diese Standards muss entweder vom Mitarbeiter erklärt oder vom Vorgesetzten mit arbeitsrechtlichen Schritten geahndet werden. Für die Bereiche der Grundpflege sowie die meisten organisatorischen Dinge empfehlen sich Richtlinien.

7 Die Auswahl der Dokumentation bei der MDK-Prüfung

92. Fehler: Der Pflegebedürftige wird nicht gefragt

Sowohl aus ambulanten als auch aus stationären Einrichtungen höre ich immer wieder, dass die Prüfer sich einfach diesen oder jenen Versicherten oder Bewohner herausgesucht und dessen Pflegedokumentation überprüft hätten. Ich bin verwundert, dass die beteiligten Einrichtungen und Mitarbeiter dies so stillschweigend hinnehmen und sich nicht schützend vor ihren – womöglich hilflosen – Kunden stellen.

Man darf nicht zulassen, dass ein Pflegebedürftiger, der nicht mehr (adäquat) für sich sprechen kann, der seine Wünsche und Bedürfnisse nicht umfassend anzeigen kann, einfach in seinen Räumen im Heim aufgesucht wird. Dass er dort möglicherweise auch noch untersucht und seine Dokumentation überprüft wird.

Auch ambulant wird bisweilen so vorgegangen, dass die MDK-Mitarbeiter oder die Pflegekassen selbst beim Versicherten anrufen und ihm den Besuch des MDK ankündigen. Der ambulante Dienst erfährt so erst später von diesem Besuch beim Versicherten. Natürlich kommt das vor, werden jetzt die ambulanten Dienste bestätigen, sie sind schließlich nicht vor Ort und können hier keinen Einfluss nehmen. Aber so ganz stimmt das nicht. Es ist eine Sache der professionellen Beratung, den Kunden von der ersten Minute an auf seine Rechte hinzuweisen und damit auch auf die Rechte gegenüber der Institution des MDK.

Auch wenn dieses »Überrumpeln« der Versicherten und Begutachteten sicher nicht mehr so oft vorkommt wie noch vor einigen Jahren, ist schon ein einziger Pflegebedürftiger, der nicht gefragt wurde, einer zu viel.

Der Mensch, um den es geht, muss mit dieser Überprüfung einverstanden sein. Wenn er nicht entscheiden kann, muss es sein gesetzlicher Vertreter oder sein Bevollmächtigter tun.

Das Gleiche gilt selbstverständlich auch für die dazugehörige Pflegedokumentation. Auch wenn diese Dokumentation für die Prüfer noch so interessant ist – sie bleibt geschlossen, sofern der Pflegebedürftige oder sein Vertreter der Einsicht nicht zustimmen.

93. Fehler: Prüfer wählen die Dokumentation eines Kunden, der nicht pflegebedürftig ist

Die MDK-Prüfung findet nach den gesetzlichen Regelungen des SGB XI statt, genauer gesagt: nach den §§ 112 und 114 SGB XI. Diese gesetzlichen Regelungen greifen also nur für die gesetzlich Versicherten, die auch Leistungen aus der Pflegeversicherung erhalten. Das wiederum bedeutet: Nur Pflegebedürftige (also nur die mit einer Pflegestufe) dürfen Bestandteil einer Prüfung sein. Stationär und ambulant werden also die so genannten »Nuller« nicht geprüft. Ambulant kommt noch hinzu, dass die Kunden mit reiner SGB-V-Leistung (reine Behandlungspflege) ebenfalls nicht nach dieser MDK-Prüfung geprüft werden dürfen. Lediglich Kunden mit einer Pflegestufe in einer gesetzlichen Pflegeversicherung kommen für die Prüfung überhaupt in Betracht. Wenn diese dann parallel noch Behandlungspflege erhalten, wird diese mit begutachtet und überprüft.

Alle privat versicherten Kunden, alle Nuller und alle, die in keiner gesetzlichen Pflegekasse versichert sind, dürfen nicht geprüft werden. Sie fallen nicht unter die o. g. Gesetzmäßigkeit.

94. Fehler: Den Angehörigen wird generell ein Entscheidungsrecht eingeräumt

Wenn ein Pflegebedürftiger nicht mehr selbst für sich sprechen kann, werden sehr häufig die nächsten Angehörigen hinzugezogen. Insbesondere in der ambulanten Versorgung ist die Zusammenarbeit mit den Angehörigen sehr eng. Hier bestimmen sie oftmals auch, was mit dem Pflegebedürftigen geschieht, welche Versorgung ihm zukommt etc. Aber auch in stationären Pflegeeinrichtungen erfahre ich immer wieder hautnah, wie lax mit der Vertretungsregelung der Bewohner umgegangen wird.

Zieht ein Bewohner im Haus ein und ist er zunächst noch einigermaßen rüstig, so wird meist über das Thema »Vertretungsregelung oder Vollmacht« nicht gesprochen. Der Bewohner ist schließlich noch fit.

Wird dieser Bewohner aber hinfälliger und hilfsbedürftiger, werden schnell die Angehörigen hinzugezogen. Man bespricht mit ihnen die Vorgehensweisen, die Behandlung und Therapie und trifft Entscheidungen. Dass einige dieser Entscheidungen durchaus rechtlich bedenklich sind, wird dabei oft vergessen. Das gilt für den ambulanten Bereich gleichermaßen.

So sind die Beteiligten oft sehr erstaunt, wenn man sie darauf hinweist, dass ein Angehöriger nichts zu bestimmen hat. Er ist »nur« ein Angehöriger, aber nicht automatisch berechtigt, irgendwelche (insbesondere rechtlich verbindliche) Entscheidungen für den Pflegebedürftigen zu treffen. Das ist der Angehörige erst, wenn er über eine Vorsorgevollmacht, eine Generalvollmacht oder eine Betreuung verfügt. Liegt keine dieser Regelungen schriftlich vor, kann der Angehörige nichts bestimmen.

Entweder spricht man mit dem Menschen, den es betrifft (Kunde), oder mit seinem Bevollmächtigten oder Betreuer. Alle anderen haben keinerlei Entscheidungsbefugnis. Das gilt genauso für die Überprüfung des MDK. Ohne Zustimmung einer berechtigten Person gibt es keine Überprüfung des Versicherten (s. auch Fehler 93).

95. Fehler: Bei einer Beschwerde muss die Dokumentation des Versicherten eingesehen werden

Prüfungen können anlassbezogen sein. Solche Anlässe sind mitunter auch Beschwerden oder Hinweise von anderen Institutionen (Heimaufsicht, Krankenhaus, Ärzte etc.), von pflegenden Angehörigen, von den Versicherten selbst oder auch von Mitarbeitern in Einrichtungen.

Wenn nun der MDK in die Einrichtung kommt und die Pflegedokumentation eines bestimmten Pflegebedürftigen sehen möchte, kann man daraus schließen, dass dieser Pflegebedürftige auch ein Grund für die Prüfung ist. Die Akte des Pflegebedürftigen darf aber nicht einfach herausgegeben werden, auch wenn der Pflegebedürftige der Anlass einer Prüfung ist. Hier gelten die gleichen Bedingungen wie unter Fehler 92 benannt. Entweder der Pflegebedürftige, sein Bevollmächtigter oder sein Betreuer stimmen der Akteneinsicht zu oder die Pflegedokumentation wird nicht an die Prüfer weitergegeben.

96. Fehler: Alle Unterlagen werden kopiert und mitgegeben

Die MDK-Prüfungen dauern unterschiedlich lange. Je nach Größe einer Einrichtung werden mindestens fünf und maximal zehn Pflegebedürftige aufgesucht und deren Dokumentationen überprüft. Zusammen mit der Prüfung der Struktur und der Ergebnisse dauert eine Prüfung zwischen einem und drei Tage.

Wenn die Prüfer vor Ort aus Zeitgründen nicht alles einsehen können, möchten sie häufig Unterlagen zur weiteren Prüfung und Bewertung in Kopie mitnehmen.

Viele Einrichtungen sind bei einer solchen MDK-Prüfung relativ angespannt. Sie versuchen zu kooperieren und werden den Prüfern selten etwas abschlagen. Oft beherrscht auch die Angst vor Repressalien die Prüfsituation und die Mitarbeiter der Einrichtungen tun alles, was von ihnen verlangt wird.

Immer wieder höre ich auch von großen Trägern, dass man ein friedliches Miteinander möchte, man wisse um die Probleme und möchte durch Verweigerung von Unterlagen keine »schlafenden Hunde« wecken.

Die Folge ist, dass – oftmals ohne Bedenken – Unterlagen aus der Einrichtung, zusammen mit Kopien von Pflegedokumentationen, auf Kosten der Einrichtung kopiert und ausgehändigt werden. Auch wenn die »*Qualitätsprüfung nach den Grundsätzen und Maßstäben zur Qualität und Qualitätssicherung einschließlich des Verfahrens zur Durchführung von Qualitätsprüfungen nach §§ 112, 114 SGB XI*« verlangt, dass diverse Unterlagen zur Einsicht bereitzuhalten sind, ist nirgends geregelt, dass diese Unterlagen im Haus kopiert und von den Prüfern mitgenommen werden können. Das ist eine freiwillige Sache der Einrichtung.

Ich würde hier im Einzelfall entscheiden, wozu diese Unterlagen mitgenommen werden, was in der Folge damit geschieht und was nach eingehender Prüfung noch gefunden und beanstandet werden kann.

Insbesondere bei der wachsenden Zahl von Regressansprüchen der Kranken- und Pflegekassen sollte mit aller Vorsicht abgewogen werden, welche Unterlagen die Einrichtung überhaupt noch verlassen sollten.

Ob die Kopien von Pflegedokumentationen der Pflegebedürftigen die Einrichtung verlassen dürfen, ist rechtlich sehr umstritten. Schließlich gibt der Bundesbeauftragte für Datenschutz zu bedenken, dass die Herausgabe von Akten selbst mit Einverständnis des Pflegebedürftigen rechtlich nicht einwandfrei ist.

Ich rate dazu, eine Prüfung in der Einrichtung stattzufinden zu lassen. Und wenn zur Prüfung auch die Sichtung und Bewertung der Unterlagen gehört, dann muss auch dies in der Einrichtung stattfinden. Punkt 1.5 der Qualitätsprüfungsrichtlinie fordert schließlich nur die Auflistung »*vorgelegter Unterlagen*«, hier steht aber nichts von »mitgegebenen« oder gar »überlassenen« Unterlagen. Es gibt keinen vernünftigen Grund, Unterlagen in Kopie herauszugeben. Haben die Unterlagen das Haus erst einmal verlassen, ist nicht mehr kontrollierbar, was mit den Daten geschieht.

97. Fehler: Die Dokumentation wird vom MDK ohne Rückfrage geprüft

Die ausgewählten Dokumentationen werden einzeln und intensiv einer Prüfung durch die MDK-Mitarbeiter unterzogen.

Die Pflegedokumentation ist aber nach den Grundsätzen des Datenschutzes zu behandeln. Das bedeutet unter anderem, dass nur die an der Pflege und Betreuung Beteiligten Einsicht in die Dokumentation haben. Das sind Therapeuten und Ärzte, Pflegekräfte, aber auch pflegende Angehörige und schließlich der Pflegebedürftige selbst. Es sind ausdrücklich nicht die MDK-Prüfer bei der Qualitätsprüfung.

Anders als bei der Einstufung wird bei der Qualitätsprüfung eine Einrichtung überprüft und nicht der Pflegebedürftige selbst. Bei der Einstufung geht es um die Prüfung der Leistungsvoraussetzung: Der Pflegebedürftige, der bei seiner Pflegekasse einen Antrag auf Anerkennung einer Pflegestufe stellt, muss auch seine Pflegedokumentation zur Einsicht freigeben. Die beteiligte Pflegeeinrichtung hat die Pflicht, die Pflegedokumentation vorzulegen: »*Bei der Ankündigung des Besuchs ist auf die Verpflichtung der Pflegeeinrichtung hinzuweisen, die zur Begutachtung erforderlichen Unterlagen, insbesondere die Pflegedokumentation vorzulegen*« (vgl. Richtlinie, Seite 13, Punkt 2.2.2 und § 18 Abs. 4 SGB XI).

Die Prüfer des MDK haben bei einer Qualitätsprüfung also kein direktes Einsichtsrecht in die Pflegedokumentation des Kunden. Das haben nur die MDK-Gutachter bei der Einstufung. Die Prüfer müssen bei einer Qualitätsprüfung immer **vorher** den Pflegebedürftigen oder seinen Vertreter (s. Fehler 92) um Erlaubnis fragen.

98. Fehler: Annahme, es gäbe unterschiedliche Regelungen beim MDK

In jedem Bundesland und sogar in jedem Gebiet oder in jeder Stadt höre ich von Teilnehmern meiner Seminare oder von Pflegepersonen/-kräften bei Begutachtungen, dass der MDK-Mitarbeiter das aber ganz anders gesagt habe.

Nun kann ich im Einzelfall nicht wissen, was der einzelne MDK-Mitarbeiter gesagt hat, als er vor Ort war. Manches mag auch auf Missverständnissen zwischen den Beteiligten beruhen. Aber es ist mir auch schon selbst passiert, dass ich MDK-Prüfer getroffen habe, die eine Frage in der MDK-Anleitung zur Prüfung der Qualität einfach frei interpretiert haben. Natürlich lässt die Prüfanleitung an einigen Stellen auch Interpretationen zu oder ist an bestimmten Punkten nicht eindeutig genug. Das führt aber nicht zwangsläufig dazu, dass die MDK-Mitarbeiter eigene Spielregeln aufstellen.

Es empfiehlt sich dringend, immer in der Anleitung zur Prüfung der Qualität nach den §§ 112 und 114 SGB XI nachzulesen, wo welche Aussage zum fraglichen Punkt steht. Darüber hinaus kann man den MDK-Mitarbeiter vor Ort fragen, wo das, was er gerade gesagt hat, denn schriftlich niedergelegt sei. Immer dann, wenn jemand sagt, bei ihm sei das anders, muss man darauf hinweisen, dass das Prozedere zur verpflichtenden Qualitätsprüfung nach SGB XI in Deutschland gleich ist, von Flensburg bis Passau, von Dresden bis Saarbrücken. Es gibt nur ein SGB XI für alle und nur eine Anleitung zur Prüfung der Qualität, unterteilt in ambulant und vollstationär. Die Verbindlichkeit wurde vom MDS in der Qualitätsprüfungsverordnung (QPR) niedergelegt.

Was in den Vorgaben nicht geschrieben steht, ist automatisch immer in zwei Richtungen interpretierbar und somit auch beiderseits anfechtbar.

Mittlerweile sind die Dokumentationsflut und auch die oftmals vorherrschenden Doppeldokumentationen oder unnötigen Blätter auf den so genannten »vorauseilenden Gehorsam« zurückzuführen. So stellte es der Runde Tisch des Deutschen Zentrums für Altersfragen in dem Bericht »Entbürokratisierung« auf Seite 15 fest:

»Erfahrungsgemäß geben Träger und Einrichtungsleitungen Handlungsanweisungen zum Umgang mit der Pflegedokumentation – jenseits hausinterner Empfehlungen – nach unten weiter. Dies geschieht vielfach in »vorauseilendem Gehorsam« gegenüber den Prüfinstanzen (»Wir tun, was die Prüfinstanz will, damit wir uns dort keinen nachhaltigen Ärger einhandeln.«). Damit vergrößert sich der Umfang der Dokumentationsarbeit [...]«

Untermauern möchte ich dies mit einem sehr alten Zitat von Agnes Karll. Sie äußerte bereits vor über 100 Jahren ihre Bedenken bezüglich des Verhaltens der Pflegekräfte. Und heute habe ich mancherorts den Eindruck, dass sich seit Agnes Karlls Zeiten nicht viel verändert hat: *»Will die Schwester nicht wie bisher Amboss sein, muss sie eiligst anfangen Hammer zu werden und ihr Geschick nicht willenlos aus den Händen anderer zu nehmen, sondern es selbst zu gestalten«* (Agnes Karll im Jahr 1889).

99. Fehler: Annahme, die Prüfer wüssten über alles Bescheid

Der MDK (einschließlich MDS) beschäftigte Ende 2004 bundesweit knapp 6.900 Mitarbeiter, davon etwa 2.000 Ärzte sowie knapp 1.300 Pflegefachkräfte. Der MDS allein hatte zu diesem Zeitpunkt knapp 60 Beschäftigte, davon sieben Mediziner, drei Pflegefachkräfte sowie acht weitere Mitarbeiter aus nichtärztlichen Heil- und Gesundheitsberufen (Medizintechniker, Orthopädiemechaniker)[2].

Ein Drittel der 1.300 Pflegefachkräfte verfügt über eine leitungsbezogene Weiterbildung (Weiterbildung zur Wohnbereichsleitung oder zur leitenden Fachkraft mit 460 Stunden).

Zudem verfügt jede achte Pflegefachkraft (insgesamt 104) über ein pflegeorientiertes Studium. Von den 1.300 beschäftigten Pflegefachkräften haben also weniger als die Hälfte (nur rund 500) eine Weiterbildung oder ein Studium.

Bei den 2.000 Ärzten, die im Allgemeinen keine pflegeorientierte Ausbildung besitzen, hat zwar über die Hälfte eine Qualitätsmanagementqualifikation. Das kann aber sowohl eine Auditorenausbildung über nahezu 500 Stunden sein als auch ein Wochenendcrashkurs. Hier bleibt zu hoffen, dass die Ärzte in ihrem Fach bleiben und z. B. in den Krankenhäusern die Fehlbelegungen, die Arbeitsunfähigkeit von Mitarbeitern, die Bewilligung von Leistungen im SGB V und das Thema »Heil- und Hilfsmittel« prüfen und weniger die Qualität von Alten- und Krankenpflegeeinrichtungen.

---

[2] Presse- und Öffentlichkeitsarbeit des MDS, Auskunft von Juli 2005

Ich weiß nicht, welche Qualifikation die Prüfer in Ihrer Einrichtung haben, aber welche das auch sein mag, eine der wichtigsten Fragen bei einer Prüfung lautet: »Wo steht das?«

100. Fehler: Annahme, alle Empfehlungen des MDK müssten auch umgesetzt werden

MDK-Prüfungen haben immer ein Ergebnis, häufig eine Liste mit festgestellten Defiziten oder Mängeln. Bei einigen Empfehlungen kann man darüber nachdenken, ob die vorausgegangenen Feststellungen so zutreffen und tatsächlich ein Handlungsbedarf vorliegt. Bei den Auflagen jedoch gilt es, die festgestellten Mängel binnen der im Bericht genannten Frist zu beseitigen.

Mir persönlich ist kein Prüfbericht bekannt, der nicht wenigstens die drei folgenden Empfehlungen enthält:

1. Kontinuierliche Führung der Pflegedokumentation
2. Nachvollziehbare Anwendung des Pflegeprozesses
3. Bedarfsgerechte Einsatzplanung (stationär auch Bezugs-, Bereichspflege) mit Einsatz der Mitarbeiter entsprechend ihrer Qualifikation.

Gerade zu diesen drei Punkten lässt sich sicher in jeder Einrichtung etwas finden. Je nach vorliegendem Prüfergebnis kann es z. B. auch folgende Empfehlungen geben:

• Der Träger ist verantwortlich, dass regelmäßig Fallbesprechungen mit Ergebnisprotokoll, Zielformulierung und der personellen Verantwortlichkeit vorliegen
• Für alle in der Einrichtung tätigen Mitarbeiter sind Stellenbeschreibungen entsprechend ihrem Ausbildungsstand vorzuhalten
• Das Angebot an Gemeinschaftsräumen ist anzupassen und zu erweitern
• Die Legende muss auf dem Dienstplan ersichtlich sein

Grundsätzlich gilt hier:

Alles, was gesetzlich oder per Verordnung oder Vertrag geregelt ist, muss von der Einrichtung auch eingehalten werden. Entweder weiß die Einrichtungsleitung, wo diese Regelungen zu finden sind, oder sie muss beim MDK nachfragen, wo die Forderungen geregelt sind. Alles, was nicht geregelt ist, ist auch interpretierbar.

Leider ist es oft so, dass einfach alles, was vom MDK kommt, unreflektiert übernommen und umgesetzt wird, ungeachtet der Erfordernis und Notwendigkeit. Man kann sich jeden Vorschlag und jede Empfehlung anhören, man sollte immer aber abwägen, ob dies ein Muss oder ein Wunsch des MDK ist.

Literatur

Deutsche Apotheker Zeitung Nr. 06/2003

Georg, J.: NANDA-Pflegediagnosen, Definition und Klassifikation 2005–2006. 1. Auflage, Verlag Hans Huber, Bern 2005.

König, J.: MDK – Mit dem Gutachter eine Sprache sprechen. 5. Auflage, Schlütersche Verlagsgesellschaft, Hannover 2003.

Kreuels, S.; Dreßen, O.: Pflegen ohne Risiko. Vermeidung haftungsrechtlicher Risiken im Alltag der stationären Altenpflege. R. S. Schulz Verlag, Starnberg 2005.

Lackner, K.; Kühl, K.: Strafgesetzbuch. 23. Auflage, München 1999.

Pick, P.: »Wohin mit Oma?«. Spiegel, Heft 19/2005, Gruner + Jahr, Hamburg 2005.

Sander, A. (Hrsg.): Sozialgesetzbuch XI, 5. Auflage, 2002.

Entbürokratisierung der Pflege von September 2005. Deutsches Zentrum für Altersfragen, Geschäftsstelle »Runder Tisch Pflege«.

Erhebungsbogen zur Prüfung der Qualität nach den §§ 112, 114 SGB XI in der ambulanten Pflege vom 10. November 2005, veröffentlicht Dezember 2005.

Heimgesetz in der Fassung vom 5. November 2001 (BGBl. I S. 2960), geändert durch Artikel 17 des Gesetzes zur Einordnung des Sozialhilferechts in das Sozialgesetzbuch vom 27. Dezember 2003 (BGBl. I S. 3022).

Medizinischer Dienst der Spitzenverbände der Krankenkassen: MDK-Anleitung zur Prüfung der Qualität nach § 80 SGB XI in der ambulanten und stationären Pflege. MDS e. V., Essen 2000.

Medizinischer Dienst der Spitzenverbände der Krankenkassen: Qualität in der ambulanten und stationären Versorgung. 1. Bericht des MDS nach § 118 Abs.4 SGB XI, November 2004.

(Muster-)Berufsordnung für die deutschen Ärztinnen und Ärzte – MBO-Ä 1997. Verlagsgruppe Hüthig Jehle Rehm, Heidelberg 2005.

Spitzenverbände der Pflegekassen: Richtlinien der Spitzenverbände der Pflegekassen zur Begutachtung von Pflegebedürftigkeit nach dem XI. Buch des Sozialgesetzbuches (Begutachtungs-Richtlinien m – BRi) vom 21.03.1997, in der Fassung vom 22.08.2001.

Spitzenverbände der Pflegekassen: Grundsatzstellungnahme Ernährung und Flüssigkeitsversorgung älterer Menschen. Abschlussbericht Projektgruppe P 39, Essen 2003.

Spitzenverbände der Pflegekassen: Grundsätze und Maßstäbe zur Qualität und Qualitätssicherung einschl. des Verfahrens zur Durchführung von Qualitätsprüfungen nach § 80 SGB XI in vollstationären Pflegeeinrichtungen vom 07.03.1996.

Rechtsanwalt Dr. Johannes Pieck, Anwaltskanzlei Dr. Forstmann, Dr. Kleist und Partner, Beethovenstraße 35, 60325 Frankfurt/Main.

Register